Aandacht, Inzicht en Herstel

Een cursus in 10 lessen

gebaseerd op de

Mindfulness Based Cognitive Therapy

door

Meindert Gijzen

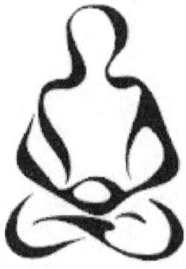

Herziene editie © copyright 2015 Meindert Gijzen

Mindessence Uitgeverij 2015

ISBN 978-1-291-75612-8

Inhoudsopgave

Voorwoord   p. 7

Inleiding

Mindfulness, de weg van de lange adem   p. 11

Mindfulness in 10 lessen

Les 1: Wat is mindfulness?   p. 21
Les 2: Automatische patronen   p. 25
Les 3: Adem en lichaam   p. 31
Les 4: Actieve acceptatie   p. 35
Les 5: Werken met gedachten   p. 41
Les 6: Aandacht voor subtiele signalen   p. 47
Les 7: Vriendelijkheid boven alles   p. 53
Les 8: Juist wanneer het moeilijk wordt   p. 59
Les 9: Hoe kan ik voor mezelf zorgen?   p. 63
Les 10: Op eigen kracht verder   p. 67

Huiswerkformulieren   p. 71
25 Vragen over Mindfulness   p. 85

Voorwoord

Toen ik op 16-jarige leeftijd voor het eerst, dankzij mijn literaire interesse, in contact kwam met boeken over zen-boeddhisme en aanverwante onderwerpen en mij actief voor meditatie begon te interesseren, werd hier in mijn omgeving, voor zover ik er mee naar buiten trad, met argwaan en haast wat schamper op gereageerd. Dit was goed voor zwevers en warhoofden, zo was met name de mening in het overgrote deel van de academische wereld die ik niet veel later zou betreden. Toch was ik toen (mede door eigen ervaring) al diep overtuigd van de enorme waarde die meditatie had voor het mentale welzijn van haar beoefenaars en de relevantie die het had voor de psychologie en de psychotherapie. Ik zocht tijdens mijn studie psychologie dan ook naarstig naar geestverwanten en vond deze vooral bij vertegenwoordigers van de experiëntiele stromingen. Later, toen ik in de tachtiger en negentiger jaren van de vorige eeuw mijn werk als psycholoog en psychotherapeut combineerde met de persoonlijke studie en beoefening van boeddhistische meditatieprincipes werd dit, de enkele keren dat ik ermee naar buiten trad, door mijn collega's en vakgenoten wederom met argusogen bekeken.

Groot was dan ook mijn opluchting en verrassing toen ik enkele jaren na de eeuwwisseling ineens ontdekte dat mindfulness (als zijnde de kwintessens van boeddhistische meditatie) inmiddels in een psychologisch jasje was gestoken en ontdaan van haar achtergronden, ineens in de reguliere gezondheidszorg mocht worden toegepast. Het was opmerkelijk dat het juist de cognitief gedragstherapeutische traditie was die het begrip mindfulness had omarmd en als het ware had geïmporteerd in haar behandelrepertoire, gezien de wijze waarop men zich vanuit dit referentiekader voorheen juist had afgezet tegen alles wat naar introspectie neigde.

Achteraf bekeken was dit natuurlijk een logische ontwikkeling daar de opkomst van mindfulness zich vooral afspeelde in de Angelsaksische wereld, waarin de cognitieve gedragstherapie de dominante stroming was. Het werk van Kabat-Zinn betekende een doorbraak voor de introductie van mindfulness in een westerse medische context. Het daarop aansluitende werk van Segal, Williams en Teasdale was een enorme stap in de richting van een toepasbaar protocol dat geïmplementeerd kon worden als een vorm van psychologische behandeling voor met name recidiverende depressieve klachten. Tegenwoordig heeft wetenschappelijk onderzoek inmiddels al lang en breed aangetoond dat psychologische behandeling op basis van mindfulness voor een veel ruimer spectrum van psychologische problematiek toepasbaar en effectief is.

Dit boekje is een in de praktijk ontstane handleiding die niet uitsluitend bestemd is voor mensen met recidiverende depressieve klachten, maar een veel breder toepassingsgebied heeft. Naast mensen met depressieve klachten kunnen mensen met diverse soorten angstklachten, onverklaarde lichamelijke klachten en andere soorten problematiek ervan profiteren. Want het werken met de oefeningen brengt veranderingen teweeg in het brein die subtiel maar op den duur doorslaggevend zijn.

Met het simpelweg volgen van een protocol zal de behandelaar / mindfulness trainer er echter niet komen. Het op de juiste wijze behandelen, begeleiden en op weg helpen van cliënten met uiteenlopende problematiek in de persoonlijke ontdekkingsreis die men onderneemt door het volgen van deze training, vereist dan ook uitvoerige psychologische en psychotherapeutische scholing alsmede een gedegen persoonlijke ervaring met de beoefening van mindfulness meditatie. Mijn ervaring is dat het belangrijk is dat de methodiek wordt toegesneden op de individuele problematiek van de deelnemers en dat de groepen derhalve niet te groot moeten zijn. Het is opvallend hoezeer verschillende mensen met uiteenlopende maar soms ook met ogenschijnlijk soortgelijke problematiek, totaal anders kunnen reageren op het werken met specifieke oefeningen. De een heeft bijvoorbeeld een afschuwelijke hekel aan de bodyscan en de ander zweert erbij. De een vindt het heerlijk en bevrijdend om de loopmeditatie te doen terwijl een ander het misschien een onmogelijke oefening vindt. De een ervaart in het werken met de oefeningen van het begin af aan een gevoel van weldadige ontspanning, terwijl een ander in het begin overspoeld raakt met nare gevoelens of gedachten en een toename van klachten ervaart.

Eigenlijk is mindfulness een buitengewoon ongrijpbaar en moeilijk te definiëren begrip. Maar wie denkt tegenwoordig niet te weten wat het betekent? Het feit dat de term "mindfulness" steeds meer tot een populaire kreet is verworden die men in allerlei hoeken van de samenleving kan tegenkomen is kenmerkend voor de wijze waarop de commercialisering in onze maatschappij alles in beslag neemt waar geld aan te verdienen valt. "Mindfulness" – als zijnde een Engelse vertaling van een oorspronkelijk Sanskriet woord op zich al een lastig begrip - is ten prooi gevallen aan oversimplificatie en misbruik. Want wie doet er tegenwoordig niet aan mindfulness? De fysiotherapeut, de maatschappelijk werker, de leerkracht, de sportleraar, de yogadocent, de coach en de manager maken tegenwoordig allemaal gebruik van mindfulness, menen te weten wat het is en hoe het precies werkt. En dan te bedenken dat in het oude Tibet de boeddhistische leraren vaak tientallen jaren in moeilijke omstandigheden met studie en meditatie doorbrachten voordat zij het voorrecht verwierven om officieel les te geven. Het wordt dan ook hard tijd dat we onderscheid gaan maken tussen de verschillende niveaus waarop zoiets als mindfulness kan worden aangeboden en onderwezen. Daaronder bevinden zich het recreatieve, educatieve, spirituele en psychologische niveau.

In het kielzog van mindfulness is er een nieuwe hype ontstaan, wederom gebaseerd op een basisbegrip met een enorme voorgeschiedenis en traditie. Compassie is het nieuwe toverwoord en het wordt vaak in combinatie met mindfulness gebruikt. En ja, compassie is cruciaal en kan eveneens onderwezen worden, net als mindfulness. Compassie is schijnbaar iets makkelijker te pakken en te begrijpen maar glipt uiteindelijk net zo makkelijk weg als mindfulness. Ook over dit concept hebben zowel de politiek als de commercie zich ontfermd, hetgeen niet weg neemt dat het een cruciaal begrip is en blijft. Om werkelijk compassie te kunnen toepassen is mindfulness de basisvoorwaarde, want onzelfzuchtige liefde kan slechts gebaseerd zijn op pure aandacht. Oefenen dus, oefenen, oefenen, oefenen.... Wie oefent zonder verwachting op enig resultaat zal uiteindelijk rijkelijk oogsten.

Inleiding

Mindfulness, de weg van de lange adem

Sinds een aantal jaren maakt de training "mindfulness based cognitive therapy" deel uit van een wetenschappelijk erkend arsenaal aan behandelmethodieken in de geestelijke gezondheidszorg. Daarvoor was het woord "meditatie" binnen een reguliere hulpverleningscontext min of meer besmet met allerlei verdachte betekenissen. Nu is het woord meditatie natuurlijk in vele verschillende contexten gebruikt en misbruikt en heeft het voor ons geen heldere, eenduidige betekenis. De term "mindfulness" is destijds door Kabat-Zinn gedefinieerd als "het geven van aandacht op een bepaalde wijze: doelgericht, in het heden en niet-veroordelend." Mindfulness verwijst naar volledige aandacht in het hier-en-nu voor al datgene wat zich voordoet in je directe ervaring. Het betekent dat mentale processen als beoordelen, vergelijken, analyseren, controleren en onderdrukken naar de achtergrond verdwijnen. Hiervoor in de plaats komt een open, nieuwsgierige en onderzoekende houding, een van voortdurende verwondering zo je wilt. Men heeft in het Nederlandse taalgebied de Engelse term "mindfulness" met enige gretigheid overgenomen, zoals dat met wel meer Engelse woorden is gebeurd (denk aan "fitness", "management" etc.). Maar met de Nederlandse woorden "volledige aandachtigheid" maken we mijns inziens beter duidelijk waar het om gaat. Vooral die combinatie van "vol" en "ledig" is interessant. Naarmate we voller zijn met aandacht, zijn we leger van gedachten, oordelen etc. Mindfulness verwijst naar de basis van meditatie zoals deze in met name de boeddhistische traditie gedurende vele eeuwen is onderwezen en beoefend. De huidige wetenschap en psychotherapie zijn dus schatplichtig aan een traditie die nooit gebruik heeft gemaakt van empirische en statistische methoden en waarin men kennelijk toch een zeer verfijnde en tot in details uitgewerkte benadering heeft ontwikkeld om het psychologisch lijden te verzachten.

Kabat-Zinn was de eerste westerling die meditatie introduceerde in de context van een westers ziekenhuis. Hij was zelf al jarenlang beoefenaar van boeddhistische meditatie en hij besloot de techniek hiervan te gebruiken zonder de bijbehorende ideologie. Zijn doelgroep bestond uit mensen die door artsen waren opgegeven als onbehandelbaar: mensen met chronische pijnklachten, mensen met terminale ziekten, mensen met aandoeningen en klachten waar de medici geen raad mee wisten. Hij wilde weten of het menselijk lijden in zijn vele facetten ook daadwerkelijk kan worden verminderd of anderszins positief kan worden beïnvloed door middel van mindfulness-meditatie en hij kwam tot verrassende ontdekkingen. De mensen die bij hem een volledige training van acht wekelijkse sessies van drie uur, aangevuld met een oefendag, hadden gevolgd gaven veelal aan dat zij ofwel daadwerkelijk minder klachten ervaarden, of dat zij zich zodanig anders tot hun klachten waren gaan verhouden dat zij er minder door bepaald werden. De kwaliteit van hun leven ging meestal duidelijk vooruit, hoewel soms de klachten zelf onverminderd aanwezig bleven.

Segal, Williams en Teasdale hebben het model van Kabat-Zinn overgenomen en aangepast aan de behandeling van depressieve stoornissen. Zij ontwikkelden eveneens een protocol op basis van acht sessies, ditmaal van twee uur per sessie. Wetenschappelijk onderzoek naar de uitwerking van dit protocol op mensen met recidiverende depressieve klachten heeft onmiskenbaar positieve resultaten opgeleverd. Inmiddels is de belangstelling voor behandeling op basis van mindfulness sterk toegenomen en is het toepassingsgebied uitgebreid naar onder meer angst- en paniekstoornissen, chronische pijnklachten, somatoforme stoornissen, dwangstoornissen en eetstoornissen.

Sommige mensen die een training mindfulness based cognitive therapy willen volgen zijn gericht verwezen door een behandelaar die reeds op andere wijze met deze mensen aan het werk is geweest. Andere mensen hebben zich op eigen initiatief aangemeld en hebben informatie opgevraagd via een van de vele websites die aan mindfulness zijn gewijd of hebben de tip gekregen van een vriend of kennis die al eerder met mindfulness had kennis gemaakt. Weer anderen zijn al lezende op het spoor van mindfulness gekomen. Hoe het ook zij, de motivatie om met mindfulness aan de slag te gaan is uiterst belangrijk en vaak doorslaggevend voor het welslagen en algemene succes van de training. Hoe zit dat?

De trend in de huidige gezondheidszorg is veelal gericht op het behalen van meetbare effecten op korte termijn. Hoe sneller het gewenste resultaat wordt geboekt hoe beter het is en hoe groter meestal de populariteit van die specifieke vorm van behandeling. Waarschijnlijk verklaart dit het gemak waarmee psychofarmaca, antidepressiva in het bijzonder niet slechts door psychiaters maar ook door huisartsen worden voor geschreven. Immers, de meeste pillen geven in ieder geval op korte termijn (dagen, weken, maanden) een bepaald effect, ook al is dat soms niet meteen het gewenste effect en ook al zijn er vaak ongewenste bijwerkingen. Die bijwerkingen bevinden zich vaak juist op de langere termijn waardoor ze soms gemakkelijk over het hoofd worden gezien of op de koop toe genomen worden. Bij een training MBCT is dat net andersom: op korte termijn moet er geïnvesteerd worden in de vorm van tijd en energie zonder dat er meteen merkbare of gewenste veranderingen optreden in het klachtenpatroon waarmee mensen zich aanmelden. Pas op langere termijn, na een aantal weken of maanden van toegewijd oefenen en het inpassen van de geleerde oefeningen in het dagelijks leven, ontstaan er geleidelijk aan merkbare effecten en veranderingen die, zeker in het begin, weliswaar subtiel zijn, maar die op den duur als zeer gewenst en plezierig worden ervaren. Mindfulness vereist dus een spreekwoordelijke lange adem.

Een ander aspect is dat de motivatie van veel mensen om met mindfulness aan het werk te gaan meestal gelegen is in het feit dat zij graag verlost wensen te worden van bepaalde klachten, meestal complexe patronen van negatieve gedachten en gevoelens die al heel lang bestaan. We zouden dit kunnen typeren als een negatieve motivatie. Meestal hebben deze mensen al heel wat pogingen ondernomen om van deze klachten te worden verlost, met vaak gering of teleurstellend resultaat. Sommigen van deze mensen zijn ten einde raad en zoeken een laatste strohalm om zich aan vast te klampen. Ze realiseren zich soms niet dat de oplossing die mindfulness biedt helemaal geen oplossing is in de gebruikelijke zin van het woord. Mindfulness zorgt er niet voor dat bepaalde klachten en ongewenste gevoelens zomaar verdwijnen. Het zorgt er eerder voor dat je leert verdragen dat deze gevoelens er zijn. Je leert met andere woorden deze gevoelens beter te accepteren en te zien als aspecten van jezelf die er mogen zijn of als nuttige signalen. Merkwaardig en paradoxaal genoeg is dit meestal een grote verandering. Want wat is het gevolg? Wanneer we stoppen met het strijden tegen bepaalde gevoelens die onlosmakelijk deel uitmaken van wie we zijn en hoe we in elkaar zitten maar deze juist met aandacht gade slaan, ontstaat er ruimte en energie voor nieuwe manieren van waarnemen en handelen. De vicieuze cirkels en neerwaartse spiralen van gedachten, gevoelens en lichaamssensaties waarin we verstrikt waren geraakt en die het grootste deel van onze energie zijn gaan opslorpen raken geleidelijk aan in onbruik en maken plaats voor nieuwe, meer open en effectieve patronen. Dit proces voltrekt zich niet in het bestek van een middag of een dag. Het bestrijkt weken, maanden en jaren. Naarmate we erin slagen om een houding die is gebaseerd op mindfulness in ons dagelijks leven te integreren treedt er een geleidelijk en soms onmerkbaar veranderingsproces in werking dat een leven lang door kan gaan. Wanneer we een boom in de tuin planten zal het de eerste weken en maanden ook lijken alsof er niet veel gebeurt. Pas wanneer we jaren later de foto's met elkaar vergelijken zien we het verschil. Maar de boom groeit iedere dag, de levenskracht ervan neemt voortdurend en geleidelijk toe. Wanneer we met mindfulness aan de slag willen gaan is een lange termijn visie dus absoluut noodzakelijk.

Dit is des te meer waar doordat er juist in de beginfase van het werken met de oefeningen zaken omhoog kunnen komen waar we niet op zitten te wachten. Juist de pijnlijke gewaarwordingen, gevoelens en gedachten die we misschien effectief hebben weten te parkeren, isoleren of wegstoppen voor onszelf kunnen, wanneer we oprecht oefenen, in de beginfase, maar ook in ieder later stadium, omhoog komen. Sommige mensen leveren een levenslang gevecht met negatieve gedachten of sombere gevoelens. Anderen strijden al zolang ze zich kunnen herinneren tegen angstige gevoelens en zijn verwikkeld geraakt in de angst voor de angst. Ze zijn eigenlijk continue angstig, al weten ze niet meer waarvoor. Weer anderen leveren een gevecht met chronische pijn, die steeds indringender en venijniger wordt naarmate ze zich er meer tegen verzetten. In de beginfase van het werken met de oefeningen krijg je alle aspecten van jouw functioneren die je hebt trachten te vermijden, verdoezelen, isoleren, vergeten of ontkennen onvermijdelijk onder ogen. De eerste stap is het leren verdragen van deze voorheen ongewenste aspecten van jezelf. Naarmate je meer bereid bent om deze aspecten te omarmen en accepteren zul je paradoxaal genoeg ook meer in staat zijn om er juist van los te komen.

Het doel van deze training is dan ook niet om in het bestek van enkele weken van bepaalde klachten verlost te worden zodat je daarna op je lauweren kunt gaan rusten. Het doel is veeleer om je zodanig met mindfulness aan het werk te zetten dat de oefeningen onderdeel gaan uitmaken van wie je bent en hoe je in elkaar zit. Om in brein-termen te spreken: het doel van de training is dat er nieuwe verbindingen in het brein tot stand gebracht gaan worden, verbindingen die in de loop der tijden sterker worden en die het vermogen tot bewuste aandacht en het vertrouwen in d,e eigen mogelijkheden op dit gebied doen toenemen. Zozeer dat je op den duur misschien helemaal geen aanmoediging van buiten af meer nodig hebt om met de oefeningen te werken en dat het belang van meditatie eigenlijk een vanzelfsprekendheid wordt waar je geen moment meer aan twijfelt.

Eerst de vuile was

Indien je wilt starten met een training MBCT is het dus goed om je af te vragen wat je ertoe brengt. Van welke gedachten, gevoelens of lichamelijke klachten wens je verlost te worden? Met welke verwachtingen wil je aan deze training beginnen? Het zou kunnen zijn dat je gedurende deze training geconfronteerd wordt met gevoelens, gedachten of herinneringen die je voorheen als ongewenst, ontoelaatbaar of zelfs als absoluut verwerpelijk hebt beschouwd. Ben je bereid om dan te blijven kijken en juist die negatieve en pijnlijke gevoelens, voorstellingen, gedachten, herinneringen, angsten etc. onder ogen te zien die je juist zou willen verbannen uit jouw leven? Een dergelijke bereidheid is noodzakelijk om deze training tot een goed einde te brengen. Misschien koester je een geheime agenda om op een snelle en gemakkelijke manier van je klachten en problemen te worden verlost. In dat geval neemt de kans dat je optimaal van deze training zult profiteren af. Ben je bereid om met de vuile was te beginnen, zonder te verwachten dat er daarna snelle resultaten zullen ontstaan? Zo ja, dan heb je de juiste motivatie te pakken om met deze training aan de slag te gaan.

Basishouding

Het werken met mindfulness betekent het ontwikkelen van een andere basishouding tegenover jezelf en het leven. Kabat-Zinn noemt de volgende kenmerken die niet los van elkaar staan maar elkander overlappen en bevorderen: niet oordelen, geduld, altijd weer opnieuw beginnen, vertrouwen, geen resultaat nastreven, acceptatie en loslaten. Een zekere mate van discipline en doelgerichtheid, evenals vriendelijkheid kunnen we daaraan toevoegen.

Niet oordelen

Wanneer we de stroom van mentale gebeurtenissen beginnen te observeren valt het op dat er voortdurend commentaren en reacties plaats vinden. Er vindt een voortdurend beoordelings- en evaluatieproces plaats ten aanzien van de wenselijkheid van hetgeen zich voordoet. De gewoonte om onze ervaringen voortdurend in te delen in de categorieën "goed", "verkeerd" en "neutraal" is zo sterk ingesleten dat we ons er nog nauwelijks van bewust zijn. Toch is deze neiging tot evalueren, vergelijken en beoordelen een bron van innerlijke problemen en conflicten. Tijdens de beoefening van mindfulness is het de kunst om deze commentaren en oordelen zoveel mogelijk achterwege te laten en ons er zo min mogelijk door mee te laten nemen. Vooral wanneer zich pijnlijke of moeilijke ervaringen aan ons voordoen is dit moeilijk. Hierin schuilt echter het geheim waardoor we kunnen leren om dingen meer te zien zoals ze zijn, waardoor we er wellicht ook minder door worden beïnvloed.

Geduld

Sommige gedachten of patronen keren telkens terug zonder dat er oppervlakkig gezien verbetering of verandering optreedt. Het is verleidelijk om dan een snelle conclusie te trekken: "hier schiet ik ook niets mee op, ik kan net zo goed iets anders gaan doen". De drang naar snelle resultaten en oplossingen is een gevolg van onze conditionering en is een lastige valkuil die moeilijk te omzeilen is. Wanneer we iets langer met beoefening bezig zijn, leren we om de processen die zich in onze geest afspelen met iets meer afstand te observeren en subtiele verschuivingen hierin meer te laten plaats vinden zonder dat wij er zelf actief iets in doen. Net zoals de bomen en struiken in een tuin tijd nodig hebben om te groeien en je niet van de ene dag op de andere een mooie tuin tevoorschijn kunt toveren, zo kun je de wirwar van gedachten en gevoelens die zich gewoonlijk in ons afspelen niet van de ene op de andere dag omtoveren in een prettig gevoel. Geduld betekent dat je in eerste instantie kunt zien dat dingen zijn zoals ze zijn zonder de krampachtige wens tot verandering. De wijsheid die in geduld besloten ligt is zich ervan bewust dat niets kan blijven zoals het is en dat alles voortdurend verandert, ook al zien we dat niet direct van het ene moment op het andere gebeuren. Op die manier kunnen we de tijd zijn werk laten doen en door het schenken van aandacht kunnen we de tijd zelfs een handje helpen.

Altijd weer opnieuw beginnen

Mindfulness betekent de bereidheid om alles wat we reeds menen te weten aan de kant te zetten en ieder moment volledig overnieuw te beginnen. De bereidheid om altijd weer te beginnen met oefenen, hoe ver het ook is weg gezakt, hoe moeilijk het ook ging, hoezeer we ook het idee hebben dat het niets oplevert is erg belangrijk. Wanneer we dagen of weken lang niet hebben geoefend ontstaat de gedachte dat we het net zo goed helemaal kunnen laten zitten omdat het nu toch geen zin meer heeft. Niets is minder waar. Juist in omstandigheden die moeilijk zijn, juist wanneer we de moed dreigen te verliezen, juist wanneer gevoelens van hopeloosheid of onverschilligheid zich van ons meester dreigen te maken loont het de moeite om een nieuw begin te maken met oefenen.

Vertrouwen

Wanneer we met mindfulness aan de slag gaan kunnen we ons bewust worden van allerlei gevoelens en gewaarwordingen die tot dat moment verborgen bleven. Soms kan er zelfs pijn ontstaan in een gebied waar we eerst schijnbaar geen pijn voelden. Vaak hebben we in onze opvoeding geleerd om onze aandacht naar buiten te richten en te vertrouwen op wat anderen ons te zeggen hadden. We zijn meestal niet gewend om onze aandacht naar binnen te richten en te vertrouwen op signalen die van binnenuit komen. Sommige oefeningen kunnen pijnlijk, saai of zelfs irritant zijn. De motivatie om een dergelijke oefening toch te doen kunnen we alleen opbrengen indien we erop vertrouwen dat de richting van het proces dat in gang wordt gezet positief is. Het vertrouwen in het zelfhelende vermogen van ons eigen organisme en het helende aspect van ons eigen gewaarzijn kan geleidelijk groeien wanneer we met aandacht en toewijding oefenen. Zo kan er vertrouwen ontstaan in een andere manier van zijn en waarnemen en kunnen we contact krijgen met onze intuïtie.

Niets willen bereiken

Vanuit onze gebruikelijke mentaliteit is het onzinnig om ergens tijd en energie in te steken zonder dat we er iets voor terug willen hebben. De behoefte aan resultaat staat vrijwel overal in onze maatschappij voorop en we beschouwen het haast als tijdverspilling om gewoon maar even te zijn. Toch is er niets verfrissender en helender dan juist dat: simpelweg zijn en waarnemen wat is. Meditatie is de kunst van het niets doen, of de kunst van het niet-doen. Er is een automatische tendens in ons bewustzijn aanwezig om hetgeen zich voordoet te vergelijken met wat we wenselijk vinden. De tendens om onszelf te willen veranderen en verbeteren is bijna altijd onmerkbaar maar tevens op hardnekkige wijze aanwezig. Wanneer je gaat zitten met het idee "ik ga nu mediteren zodat ik zodirect volkomen ontspannen zal zijn" kun je er zeker van zijn dat je gefrustreerd zult raken. De gedachte "ik moet ontspannen" is een bron van spanning en onrust op zich. Het werken met deze subtiele vormen van frustratie maakt onderdeel uit van het proces en avontuur van meditatie. De paradox is dat aandachtig waarnemen en observeren van wat zich voor doet juist een subtiele verandering teweeg kan brengen.

Acceptatie

Acceptatie is iets anders dan goedkeuring en kan daar gemakkelijk mee worden verward. We kunnen een onaangename waarheid accepteren zonder er blij mee te zijn. Het soort neutrale observeren en waarnemen waar het bij mindfulness om draait staat volledig los van goed- of afkeuring. Een goed voorbeeld is pijn, een gegeven waar we vroeg of laat allemaal last van hebben. Indien zich fysieke pijn aandient tijdens het mediteren is het de kunst om die in zoverre te accepteren dat je haar waarneemt zonder haar te willen wegdrukken, zonder er commentaar op te hebben, zonder er een oordeel aan te verbinden. Dat wil niet zeggen dat je blij bent met de pijn. (Het wil ook niet zeggen dat je niet even van houding kunt veranderen om bijv. een verkrampte spier wat de ruimte te geven). Maar de waarneming ervan krijgt wel een andere kwaliteit. Het verzet ertegen neemt af. En dan kunnen we soms ontdekken dat een gedeelte van het probleem met pijn bestaat uit de neiging om de pijn te willen wegdrukken of vermijden. Bepaalde reacties op pijn (zoals fysieke spanning, verwensingen of negatieve gedachten) kunnen de intensiteit van de pijn juist versterken. Pijn is immers bij uitstek en per definitie een gewaarwording die we niet willen hebben. Maar soms kunnen het ook bepaalde gedachten of gevoelens zijn die we niet willen accepteren. Het gaat om de bereidheid om de dingen te zien zoals ze zijn.

Loslaten

In India is er een verhaal over een slimme manier om apen te vangen. Jagers maken een gat in een kokosnoot dat net groot genoeg is voor een aap om de hand in te steken. Dan maken ze twee kleine gaatjes in de kokosnoot en bevestigen deze met een draad aan een boom. Ze doen een banaan in de kokosnoot. Wanneer de aap zijn hand in de kokosnoot steekt om de banaan te pakken krijgt hij zijn hand er niet meer uit, tenzij hij bereid is om de banaan weer los te laten. Aangezien de aap vaak niet tot het inzicht komt dat hij zichzelf op deze wijze in gevaar brengt, wordt hij een gemakkelijke prooi voor jagers.

Onze geest wil vast blijven houden aan ervaringen die prettig zijn. Wanneer we een prettige of bijzondere ervaring hebben gehad ontstaat er al snel een neiging om die ervaring te willen herhalen. Dit is gegarandeerd een bron van frustratie, aangezien ervaringen zich niet laten herhalen. Iedere ervaring is namelijk uniek. Vooral wanneer we oplettendheid beoefenen gaan we de minutieuze verschillen zien tussen iedere ervaring. Alleen daardoor al kan de neiging tot verslavingsgedrag minder vat op ons krijgen. Verslaving gedijt namelijk bij het tegenovergestelde van mindfulness, oftewel mindlessness. Maar het kan ook gebeuren dat onze geest juist blijft vast houden aan negatieve ervaringen en gevoelens: een ervaring van gekrenktheid, de behoefte aan wraak of vergelding of het idee ergens slachtoffer van te zijn. Vanzelfsprekend zijn er dan andere aspecten die toch belonend werken.

Iedere nacht wanneer we gaan slapen moeten we de dag loslaten. Indien we dat niet doen kunnen we niet in slaap vallen en is dat het eerste signaal van toegenomen stress. Als we onszelf dwingen om in slaap te vallen (dus de grip op onze geest versterken) dan maakt dit het probleem alleen maar erger. In feite is onze geest dan in een soortgelijk probleem verwikkelt als de aap die zijn hand niet uit de kokosnoot kan krijgen. Loslaten is een subtiele kunst die dagelijkse oefening vereist. Meditatie is een systematische en gerichte wijze om dit te oefenen.

Aanvullende eigenschappen

Nog enkele andere eigenschappen die belangrijk zijn voor de beoefening van mindfulness zijn toewijding, discipline en doelgerichtheid. Deze eigenschappen verwijzen vooral naar de mentale kracht om een eenmaal genomen voornemen ook daadwerkelijk in de praktijk te brengen. Dit vereist een pro-actieve manier van kijken. Meestal zijn onze voornemens gebaseerd op een reactieve houding: Wanneer we de negatieve gevolgen ergens van hebben ervaren zijn we bereid om ons anders te gedragen om herhaling van die ervaring te voorkomen. Een pro-actieve houding is het vermogen om je voor te stellen dat een bepaalde lijn van actie uiteindelijke en op lange termijn tot bepaalde positieve gevolgen zal leiden. De bereidheid om daarbij op korte termijn zekere offers te brengen en ongemakken te verduren wordt daarbij ingecalculeerd, evenals het besef dat de gewenste eindresultaten zich ook zeker niet op korte termijn zullen manifesteren. Het vereist de bereidheid om telkens opnieuw in actie te komen, zonder je te laten ontmoedigen of demotiveren. We kunnen dit zien als een complexe cognitieve vaardigheid die een hoog organisatieniveau vereist. De beoefening van mindfulness-meditatie is op zich al een manier om deze vaardigheid te trainen.

Formeel oefenen

Zoals inmiddels wel duidelijk is geworden uit het voorgaande is mindfulness niet een techniekje dat je op een bepaald moment even kunt toepassen om het vervolgens weer te vergeten. De kracht ervan schuilt juist in de mogelijkheid om het overal en altijd toe te passen, in het bijzonder op die momenten dat zich moeilijkheden lijken voor te doen. Niet voor niets heette het eerste boek van Jon Kabat-Zinn "Full Catastrophe Living". Dit verwijst naar zoiets als het volledig aanwezig zijn in de meer of minder grote rampen en drama's die ons dagelijks leven uitmaken. Het is verder nuttig om een onderscheid te maken tussen formele en informele beoefening.

Formele beoefening is de tijd die je reserveert om dagelijks de oefeningen te doen die je als huiswerk hebt opgekregen. Een voorbeeld is het dagelijks doen van zitmeditatie: Je hebt hiervoor een bepaalde tijd in je agenda gereserveerd en je zorgt ervoor dat je gedurende die tijd niet gestoord wordt door andere zaken. Zet je smartphone uit en geef eventuele huisgenoten te kennen dat je gedurende die tijd niet beschikbaar voor hen bent. Zorg ervoor dat je een neutrale en rustige plek hebt om te zitten. Verwijder eventuele storingsbronnen zoals een TV of computer die aanstaat. Door het kiezen van een vaste plek en een vaste tijd vergroot je de kans dat het dagelijks oefenen een vast onderdeel van je systeem en dagritme gaat uitmaken. Indien dit eenmaal zo is, dan krijg je er zelfs behoefte aan wanneer je het overslaat. Dit formeel oefenen is absoluut noodzakelijk om met de oefeningen vertrouwd te raken. Wanneer je een muziekinstrument wilt leren bespelen heeft het weinig zin om alleen de muziekles bij te wonen wanneer je thuis niet oefent. En zo is het ook hier mee. Dit formeel oefenen vereist de bereidheid om tijd te reserveren en andere activiteiten aan de kant te zetten. Je kunt bijvoorbeeld besluiten om een half uur eerder op te staan of in plaats van de krant te lezen of het journaal te kijken een half uur te gaan mediteren. Ook de drie-minuten meditatie valt onder de formele beoefening. Als je deze oefening niet in plant in je dagelijks leven komt hij namelijk niet van de grond. Zonder formele beoefening kun je geen resultaten verwachten en heeft deze training geen zin.

Volg de instructies

De instructies nauwkeurig opvolgen is belangrijk. Bij het formele oefenen wordt je gevraagd wordt om met een of meer specifieke oefeningen te werken die op de bijbehorende CD-set is terug te vinden. Hoewel de beschrijving van de oefeningen in de tekst van dit werkboek ook terug te vinden zijn wordt het aangeraden om de instructies op de CD nauwkeurig op te volgen. Wanneer je de oefeningen meerdere malen gedaan hebt en als het ware volledig eigen hebt gemaakt is het aan te raden om de oefeningen ook zonder CD te proberen te doen. Let er echter op dat je niet gaandeweg ongemerkt de instructies naar eigen wens en voorkeur begint aan te passen. Het kan in het slechtste geval gebeuren dat je er na verloop van tijd achter komt dat je iets heel anders aan het doen bent dan wat oorspronkelijk de bedoeling was. Indien dat het geval mocht zijn, dan ben je nog verder van huis. Het afleren van een eenmaal verkeerd ingesleten routineproces is namelijk veel moeilijker dan het aanleren van een nieuwe. Je zou niet de eerste zijn die op die manier "de mist in gaat". Je klachten kunnen er ook nog eens door toenemen in plaats van afnemen. Ga dus niet op eigen houtje experimenteren.

Informeel oefenen

Informele beoefening is een natuurlijk en vanzelfsprekend bijproduct van formele beoefening. De aangeleerde vaardigheden gaan zich vanzelf generaliseren naar het dagelijks leven. Het kan bijvoorbeeld gebeuren dat je merkt dat je zo maar een meditatief moment hebt tijdens het drinken van een kopje koffie, of dat je ergens meer de tijd voor neemt terwijl je anders aan het jagen was. Als een indirect gevolg van de formele beoefening kan het ook zo zijn dat je "verloren momenten" gedurende de dag beter kan benutten om weer met de aandacht terug te komen in het hier-en-nu. Het wachten bij de kassa in de supermarkt of het wachten met de auto voor het stoplicht kunnen dergelijke momenten zijn. Ook leer je in de training om allerlei routine-activiteiten met zo volledig mogelijke aandacht te doen. Voorbeelden hiervan kunnen zijn: tanden poetsen, ontbijten, douchen, de vaat doen, de hond uitlaten etc. Het is de bedoeling dat je zelf die activiteiten kiest die zich hiervoor lenen. Een bijzonder nuttige oefening die ook aan bod komt is de loopmeditatie. Wanneer we de gewoonte ontwikkelen om aandachtig te lopen dan kan dit een grote hulp zijn in het dagelijks leven en tot vele momenten van informele beoefening leiden.

Mindfulness in 10 lessen

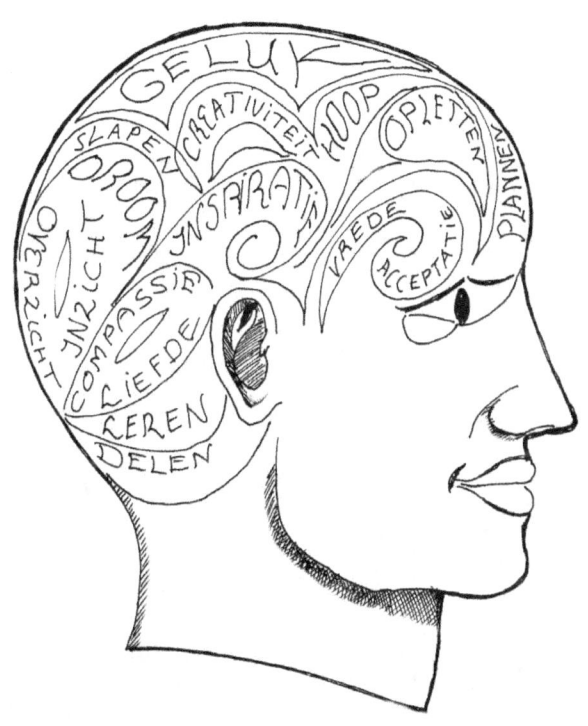

Les 1: Wat is mindfulness?

Kabat-Zinn geeft de volgende definitie: "Mindfulness betekent het geven van aandacht op een bepaalde wijze: doelgericht, in het heden en niet-veroordelend." Iedereen kent momenten waarop je even stil bent van binnen, even helemaal samenvalt met wat je aan het doen bent, of volkomen helder, rustig en ontspannen geniet van het moment. Er zijn veel misverstanden over meditatie en over mindfulness. Het belangrijkste misverstand dat nog steeds veel de kop op steekt is dat mindfulness zweverig is en dat het je weg haalt uit de normale werkelijkheid. Sommige mensen hebben nog altijd het idee dat meditatie te maken heeft met occulte ervaringen, dat je contact maakt met hogere werkelijkheden of dat je gaat zitten dromen of navelstaren. Mensen die mediteren, zo denken zij, zijn niet helemaal reëel en staan niet met beide benen op de grond. Deze vooroordelen zijn gebaseerd op angst en onwetendheid.

Laten we voor alle duidelijkheid even stil staan bij enige voorbeelden van wat mindfulness niet is. Dit is heel belangrijk want het aantal misverstanden over wat mindfulness groeit met de dag:

- Mindfulness is niet hetzelfde als het doen van ontspanningsoefeningen. Het doel van mindfulness is niet om ontspannen te raken, ook al kan dat vaak wel een prettige bijwerking zijn. Het doel van mindfulness is oplettende aandacht in het hier-en-nu, ook (en juist) op momenten dat je pijn hebt, spanning ervaart of door onaangename gevoelens of emoties wordt geraakt.
- Mindfulness is niet een vorm van religieuze beoefening. Mindfulness-oefeningen zijn weliswaar overgenomen vanuit het boeddhisme, maar dat betekent niet dat je een boeddhist hoeft te zijn of te worden om mindfulness toe te passen. Mindfulness staat los van iedere vorm van geloof of religie. Mindfulness is waarnemen wat er is en niets anders.
- Mindfulness is niet een manier om helemaal in jezelf op te gaan (wat men noemt navelstaren). Door de toepassing van mindfulness kom je meer open te staan voor het hier-en-nu en voor alle aspecten van je ervaring. Dat betekent dat je je op den duur waarschijnlijk ook beter open kunt stellen voor de mensen en wereld om je heen.
- Mindfulness is niet gebaseerd op occulte leringen en heeft niets te maken met het paranormale. Door mindfulness toe te passen krijg je geen contact met geesten, hogere wezens of andere bijzondere zaken. Je ontwikkelt door mindfulness geen paranormale vermogens of bijzondere gaven. Het enige bijzondere van mindfulness is dat je beter gaat waarnemen wat er al is.
- Mindfulness is geen middel voor alle kwalen, een soort spirituele of psychologische haarlemmerolie. Dat betekent dat je mindfulness niet kunt gebruiken om allerlei kwalen, ziektes of psychische klachten te bestrijden. Dat neemt niet weg dat uit onderzoek is gebleken dat regelmatige beoefening van mindfulness meditatie wel degelijk een gunstige uitwerking heeft op het algehele welbevinden, zowel psychisch als lichamelijk.

- Mindfulness is niet zomaar een gedragstherapeutische techniek, een soort trucje, dat je even kunt toepassen nadat je het hebt geleerd, ook al proberen sommige gedragstherapeuten je misschien wijs te maken dat het zo eenvoudig is.
- Tot slot wil ik toevoegen: geloof nooit iemand die beweert dat hij of zij "mindful" is of precies weet wat het is. Wie zich onbescheiden of aanmatigend gedraagt is per definitie niet mindful.

Het is gebruikelijk om de training te beginnen met de zgn. rozijn-oefening. Deze oefening dient simpelweg om je kennis te laten maken met een andere manier van waarnemen. In deze oefening neem je 10 a 15 minuten de tijd om volkomen aandachtig een rozijn waar te nemen, met al je beschikbare zintuigen. Uiteindelijk zul je de rozijn heel langzaam consumeren. Dit is een oefening die inmiddels enige bekendheid heeft gekregen via de media. Het langzaam en aandachtig bekijken, onderzoeken en uiteindelijk consumeren van een enkele rozijn wordt door veel beginnende deelnemers als een aparte ervaring beleefd. Soms werkt deze oefening op de lachspieren, soms kan deze oefening ook irritatie of verveling teweeg brengen. Vaak betrappen deelnemers zich op gedachten met een veroordelend karakter. (bijv: Wat zouden anderen van mij vinden als ze me zo zagen? Wat doe ik hier eigenlijk, waar slaat dit op? Wat een belachelijk gedoe, ik kan mijn tijd beter besteden…) Soms is de oefening juist een openbaring: Hoe kan een zo simpele, alledaagse ervaring als het eten van een rozijn ineens veranderen in een intense en bijzondere ervaring?

Voorbereidende oefening: het eten van een rozijn

Neem één rozijn in de hand. Neem de rozijn mee naar een rustige plek, waar je enige tijd helemaal alleen kunt zijn zonder te worden gestoord door huisgenoten, telefoon, televisie of de deurbel etc.. Ga er even helemaal voor zitten, ontspan je en leg de rozijn voor je neer. Je bent nu klaar om te starten met deze eerste oefening. Concentreer je op de rozijn. Begin ermee om de rozijn zo aandachtig mogelijk van all kanten te bekijken. Hoe is de vorm? Wat is de kleur? Bestudeer de onregelmatigheden, de bobbeltjes en kuiltjes aan alle kanten heel nauwkeurig. Hou de rozijn ook even tegen het licht: hoe doorzichtig is hij? Als je afgeleid wordt door gedachten aan andere zaken breng jezelf dan weer rustig terug naar waar je mee bezig was, namelijk het bekijken van de rozijn. Je kunt de rozijn ook even bij je oor houden en er wat in knijpen. Mogelijk hoor je een knisperend geluid. Dan ga je de rozijn ook met je tastzin ontdekken. Hoe voelt hij aan? Hard, zacht, glad of ruw? Warm, koud, sappig of droog? Ook bij dit gedeelte van de oefening probeert je de aandacht volledig bij de rozijn te houden. Ongetwijfeld zul je toch worden afgeleid door gedachten. Dat is helemaal niet erg en het opmerken daarvan is juist een belangrijk aspect van de oefening. Je brengt jezelf weer rustig terug naar de oefening, zonder boos of gefrustreerd te raken. Tot slot neem je de rozijn in je mond. En ook nu kun je de rozijn op allerlei verschillende manieren ervaren. Met je tastzin: hoe voelt hij tegen je gehemelte en in je mond? Met je smaakpapillen: is hij zoet, wrang, zilt of zuur? Alles wat je aan de rozijn ontdekt neem je voor wat het is, zonder daar een oordeel over te vormen. Je hoeft geen mening te hebben over deze rozijn of over deze oefening. Het gaat puur om de ervaring.

Oefening 1: waarnemen van de ademhaling

Ga zitten met een rechte rug. Je kunt gaan zitten op een stoel zolang als de stoel niet uitnodigt tot achterover leunen. Je kunt je handen op je knieën leggen of in je schoot. Als je begint met mediteren is het handig om je ogen eerst dicht te houden. Op die manier kun je beter je aandacht naar binnen richten en je even los maken van wat er om je heen is.

Begin eerst met op te merken wat er allemaal in je ervaring gebeurt. Ongetwijfeld zijn er nog gedachten, beelden, gevoelens en andere zaken die zich aandienen. Neem dit alles waar met een gelijkmatige aandacht, zonder je erdoor mee te laten nemen. Richt vervolgens de aandacht op de ademhaling. Voel hoe de ademhaling naar binnen stroomt bij je neus en mond en hoe deze naar beneden stroomt in je longen. Het enige wat je doet is waarnemen hoe de ademhaling in en uitstroomt. Wanneer je aandacht wordt afgeleid van de fysieke sensaties van het ademen en je aandacht tijdelijk wordt meegenomen door woorden, gedachten, beelden etc. dan merk je dit eenvoudigweg op en zodra dit het geval is breng je je aandacht weer terug naar het waarnemen van de ademhaling. Let ook op het moment dat de inademing over gaat in de uitademing, en omgekeerd. Kun je ook dit waarnemen?

Gedurende de laatste minuut van deze meditatie laat je de instructie even los. Je blijft even zitten zonder ook maar iets te doen en neemt simpelweg waar wat er gebeurt.

Huiswerk na les 1:

- Lees de tekst van deze handleiding tot en met les 1 goed door. Zorg ervoor dat je het verschil tussen formele en informele meditatie goed duidelijk hebt. Realiseer je dat je vanaf vandaag begint met het dagelijks toepassen van mindfulness in je dagelijks leven. Om jezelf hierbij te ondersteunen is het belangrijk om de volgende dingen te doen:
- Creëer een vaste plek in je huis waar je de oefeningen kunt doen. Het beste is een rustige kamer waar je niet gestoord wordt door huisgenoten. Zet een geschikte (rechte) stoel neer, een die niet uitnodigt tot wegzakken, of leg een meditatiekussen neer indien je daarop kunt zitten. Schakel eventuele apparaten (computer, smartphone, tv etc.) uit.
- Bedenk welke tijdstippen op een dag geschikt zijn voor jou om te oefenen. Probeer deze tijdstippen in je dagplanning vrij te houden en de rest van je activiteiten hier omheen te organiseren. Op die manier is de kans groter dat je aan oefenen toekomt.
- Stem af met huisgenoten over het feit dat je deze cursus volgt. Licht je huisgenoten in over het feit dat je van nu af aan dagelijks de oefeningen wilt doen en dat je dit heel serieus neemt. Indien ze verder niet geïnteresseerd zijn kun je hen in ieder geval vragen jouw keuze te respecteren en je hierin te steunen.
- Doe de oefening "ademhaling" (oefening 1 van CD 1) minimaal twee maal per dag.
- Kies een routineactiviteit uit die je dagelijks met aandacht doet. Doe deze activiteit met dezelfde aandacht en oplettendheid als de rozijn-oefening. Kies een activiteit uit die niet te ingewikkeld is en die niet te lang duurt, zoals bijv. tanden poetsen, de vaatwas, de hond uitlaten, je haar kammen, douchen etc.
- Vul het huiswerk-formulier in. Geef hierop aan of je geoefend hebt, hoe lang en eventuele bijzonderheden, zoals problemen of obstakels die zich hierbij aandienden.

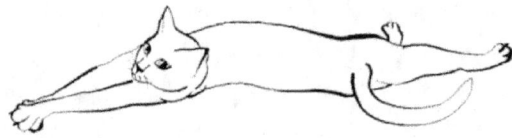

Les 2: Automatische patronen

De automatische piloot

Het is je vast wel eens opgevallen dat je er niet altijd met je aandacht helemaal bij hoeft te zijn om dingen te kunnen doen. Dit is in feite iets wat ons vrijwel iedere dag bijna voortdurend overkomt: We rijden bijvoorbeeld een stuk met de auto zonder achteraf precies te weten waar we langs zijn gekomen. Of we hebben ergens iets neer gelegd zonder te weten waar. Of we lopen bijvoorbeeld naar een ander vertrek om iets te pakken en wanneer we daar eenmaal zijn weten we niet meer wat we ook alweer gingen halen. Ook gebeurt het dat we iets hebben gedaan of gezegd en dat we dat achteraf niet meer weten. We hoeven kortom lang niet altijd onze aandacht er helemaal bij te hebben om ons leven te kunnen leiden, we beschikken over een soort automatische piloot die het vaak probleemloos over kan nemen.

Multitasken

Ook zijn we vaak heel goed in staat om meerdere dingen tegelijkertijd te doen. We zouden dit multitasken kunnen noemen, een term uit de computerwereld. Multitaksen heeft betrekking op het parallel laten verlopen van meerdere geautomatiseerde processen tegelijk. Zo kunnen we gelijkertijd autorijden en naar de radio luisteren, eten en praten, een wandeling maken en een gesprek voeren. Wanneer we teveel dingen tegelijk willen doen komen we echter in moeilijkheden: een van de vele geautomatiseerde activiteiten begint te haperen en we beginnen bijvoorbeeld fouten te maken. "Concentreer je op wat je aan het doen bent" zeggen we dan soms tegen elkaar. Recent wetenschappelijk onderzoek wijst zelfs uit dat ons vermogen om te multitasken zeer beperkt is. Bij nader inzien blijken onze hersenen in dit soort gevallen vaak razendsnel te switchen van de ene taak naar de andere, iets wat veel energie vergt.

Automatische patronen

Vrijwel alle vaardigheden die we onszelf hebben aangeleerd blijken te berusten op geautomatiseerde processen die we ooit aan hebben geleerd maar die we nu, zonder er bewust aandacht aan te hoeven schenken, kunnen laten gebeuren. Dit geldt voor allerlei nuttige en complexe taken zoals spreken, schrijven, autorijden etc. We leren in ons leven echter ook zaken die achteraf gezien misschien niet zo handig en wenselijk zijn. Zo kunnen we ons opvattingen of overtuigingen eigen maken die minder handig of gewenst zijn, zoals bijv. het idee "ik ben niet de moeite waard". Of we hebben geleerd angst en vermijding toe te passen in situaties waarin dat eigenlijk niet nodig is. Ook dat zijn automatische reactiepatronen geworden die vaak in werking treden zonder dat we ons daar rekenschap van afleggen en soms zelfs zonder dat we dat willen.

Aandacht is nodig om te veranderen

Ons functioneren is dus grotendeels samengesteld uit automatische processen. We vinden dit meestal heel normaal en staan er nauwelijks bij stil. Pas wanneer we iets in ons functioneren willen veranderen merken we dat het niet zo eenvoudig is om een eenmaal aangeleerde automatische handeling of gedachte te veranderen. Het aanleren van een patroon van denken / voelen / handelen blijkt meestal gemakkelijker te zijn dan het afleren (of veranderen) ervan. Zonder aandacht blijkt dit niet of nauwelijks te lukken.

Aandacht is de sleutel tot verandering. Zonder aandacht blijven we in dezelfde vicieuze cirkels van denken – voelen – handelen rond draaien. Vooral aandacht voor ons lichaam is belangrijk. Alles wat er in ons gebeurt heeft zijn weerslag in het lichaam. Onze aandacht en sensitiviteit voor ons lichaam bepaalt of we in contact staan met onze gevoelens en we op tijd signalen van overbelasting kunnen herkennen.

Twee lichaamsgerichte oefeningen

We zullen in deze les twee oefeningen doen waarbij we leren om aandacht te ontwikkelen voor het lichaam. Aandacht voor het lichaam is een belangrijk hulpmiddel wanneer je je beter bewust wilt worden van allerlei automatische patronen in je leven. De eerste oefening, de bodyscan, is een klassieke mindfulness oefening en wordt vaak gedurende langere tijd, bijvoorbeeld drie kwartier, in liggende houding gedaan op een matje op de vloer. In het kader van deze cursus doen we deze oefening veel korter (maximaal 20 minuten) en zittend. De reden hiervoor is dat het vaak al moeilijk genoeg is voor veel mensen hun lichaam überhaupt van binnenuit waar te nemen, drie kwartier is dan erg lang. Bovendien nodigt een liggende houding uit tot slaperigheid en dat is iets wat we niet willen. Het doel van mindfulness is immers zoveel mogelijk aandachtig aanwezig te blijven in het moment. De tweede oefening die je hieronder aantreft is een staande oefening die je heel goed thuis kunt doen wanneer je hem eenmaal hebt geleerd. Wanneer je deze oefening enkele malen hebt gedaan kun je hem op jezelf doen wanneer je wilt. Deze oefening wordt door veel mensen prettig gevonden als voorbereiding op een zittende oefening. Het effect van deze oefening zal vooral voelbaar zijn wanneer je hem heel langzaam doet.

Voorbereidende instructies bij de bodyscan

De bodyscan is een oefening waarbij je met aandacht systematisch door je hele lichaam heen gaat. Het doel van de bodyscan is dat je je lichaam beter leert waarnemen. De uitgangspunten die gelden voor het doen van de oefening met de ademhaling (oefening 1) zijn ook hier van toepassing. Dat betekent dat je in principe niet al te resultaat gericht te werk dient te gaan. Het kan best zijn dat je je lichaam in het begin op bepaalde plekken helemaal niet goed kunt voelen, dat het haast wel lijkt alsof er op die plekken niets is. Blijf het gewoon opnieuw proberen (je bent immers een eeuwige beginner) en iedere keer je aandacht richten, ook al voel je niet meteen iets. Je kunt het vergelijken met de situatie die er is wanneer je iemand telefonisch probeert te bereiken: soms moet je vaker bellen voordat de telefoon op wordt genomen. Wanneer je het eenmaal gelukt is om de betreffende persoon aan de lijn te krijgen dan neemt ook de kans toe dat het vaker lukt – je kunt nu immers met elkaar afspreken wanneer je elkaar belt. Raak dus niet ontmoedigd en probeer geduld en vriendelijkheid op te brengen.

Er is een belangrijk verschil tussen je een voorstelling vormen van het betreffende lichaamsdeel en daadwerkelijk voelen of ervaren. Het is zeker niet verkeerd wanneer je bij bij het doen van de bodyscan een soort visualisatie hebt van hoe je lichaam eruit ziet en waar je bent (bijvoorbeeld een anatomische map). Het is echter van belang om je ervan bewust te zijn dat deze visualisatie, deze mentale map niets anders is dan een tijdelijk hulpmiddel, die je kunt laten vallen wanneer je beter in staat bent om direct te voelen of te ervaren. We dienen tevens attent te zijn op ons woordgebruik. Wanneer we spreken over het direct voelen van je lichaam wordt niet verwezen naar gevoelens in de zin van emoties. Het gaat niet om het benoemen van gevoelens van teleurstelling, blijdschap, verrassing, bedroefdheid of wat dan ook. Het voelen waar hiernaar verwezen wordt is meer een direct waarnemen. We hebben innerlijke zintuigen waarmee we ons lichaam direct kunnen waarnemen, zoals we ook kunnen horen, zien, ruiken en proeven. Helaas is de innerlijke sensitiviteit voor het lichaam iets wat in ons opvoedingssysteem weinig aandacht krijgt hoewel het zeker niet minder belangrijk is dan leren lezen, schrijven of rekenen. Vaak heeft de nadruk vaak juist gelegen op het leren doorgaan, dat wil zeggen het leren negeren van lichaamssignalen. Mensen die in een burn-out zijn geraakt hebben vaak lange tijd de waarschuwingssignalen van hun lichaam zoals vermoeidheid, pijn, spanning etc. genegeerd waardoor ze veel te lang zijn door gegaan en ver over hun grenzen heen zijn gegaan. Het moge hieruit duidelijk worden dat de bodyscan een uiterst belangrijke oefening is om te doen. De verbindingen tussen de betreffende lichaamsdelen en de specifieke gebieden in de hersenen waarmee deze verbonden zijn worden door het doen van deze oefening versterkt. Dat betekent dat je vervolgens beter in staat zult zijn om waarschuwingssignalen ter harte nemen en tijdig grenzen in acht te nemen, alvorens er ongewenste effecten optreden.

We doen de bodyscan in principe rechtop zittend, net zoals de oefening met de ademhaling. Indien je veel last hebt van chronische pijn of spanning in spieren of gewrichten is het prima wanneer je een meer gemakkelijke of liggende houding aan neemt. Ook hier geldt de richtlijn dat je jezelf niet dient te forceren en vooral vriendelijk voor jezelf blijft. Het enige nadeel van een liggende houding is dat je sneller in slaap valt. Het voordeel ervan is dat je misschien makkelijker ontspant. Het doel van de bodyscan is echter niet primair om ontspannen te worden maar om je lichaam beter te leren voelen / waarnemen. Dat neemt niet weg dat ontspanning een welkom neveneffect kan zijn van het werken met de bodyscan (evenals de overige mindfulness oefeningen).

De volgende oefening is een ondersteunende oefening die je zelf thuis ook kunt doen, voordat je aan de zittende oefeningen begint. Deze oefening helpt je om meer in contact met je lichaam te komen.

<u>Een staande oefening: aandacht uitbreiden</u>

Ga rechtop staan met je armen losjes langs je lichaam. Je kunt je ogen sluiten of (half) open houden maar richt in ieder geval je aandacht naar binnen. Voel hoe je staat en hoe je voeten contact maken met de vloer. Je knieën zijn niet op slot en je staat niet stokstijf maar kunt ook langzaam bewegen, zoals een grasspriet in de wind. Voel de plekken in je lichaam die gespannen of pijnlijk zijn en laat daar je aandacht even naar toe gaan. Je kunt door zachtjes en langzaam bepaalde spieren wat te bewegen de plekken eventueel wat masseren van binnenuit. Besteed b.v. ook even aandacht aan je gezicht en je ogen, voel eventuele spanningen die daar misschien nog zijn blijven hangen. Neem even de tijd om op deze manier even met je aandacht door je lichaam heen te gaan.

Houd beide handen boven elkaar met de palmen omhoog, de passieve hand boven de actieve hand, zo ongeveer ter hoogte van je maag. Beweeg nu beide handen tegelijkertijd omhoog, voor je borstkas langs. Wanneer je dit doet zul je merken dat je handpalmen vanzelf de neiging hebben om ter hoogte van je keel naar voren te draaien. Laat dit gebeuren terwijl je beide handen met een langzame beweging verder omhoog laat komen, net zolang tot je beide armen en handen gestrekt omhoog houdt. Strek je even uit, maak jezelf zo lang mogelijk, alsof je met je vingertoppen het plafond aan raakt.

Stel je nu voor dat je een grote bal van energie voor je hebt. Langzaam laat je je beide handen en armen in een zijwaartse beweging omlaag komen, alsof je deze bal van energie met je handpalmen kunt vasthouden. Voel daarbij de gewaarwordingen in armen en handen. Wanneer je met je armen weer beneden bent laat je op een vloeiende wijze dezelfde beweging ontstaan. Opnieuw komen je handen geleidelijk aan de voorkant van je lichaam omhoog waarbij de palmen zich vanzelf ter hoogte van je keel naar voren draaien etc. Doe deze vloeiende beweging gedurende een aantal minuten (5 a 10) heel langzaam en aandachtig. Laat alle gedachten, gevoelens en lichamelijke gewaarwordingen die daarbij in je opkomen onderdeel van de oefening zijn. Dat betekent dat je niets wegduwt of probeert af te kappen, maar dat je ook niets naar je toe haalt of probeert vast te houden. Het gaat er alleen maar om dat je direct en onmiddellijk waarneemt wat er gebeurt, zonder commentaar of oordeel.

Na afloop ga je gedurende 5 à 10 minuten nog even met de ogen dicht zitten op een stoel of meditatiekussen. Blijf met je aandacht bij de gewaarwordingen die door deze oefening in je lichaam teweeg zijn gebracht. Geef ruimte aan alle gevoelens en gewaarwordingen die er in je opkomen.

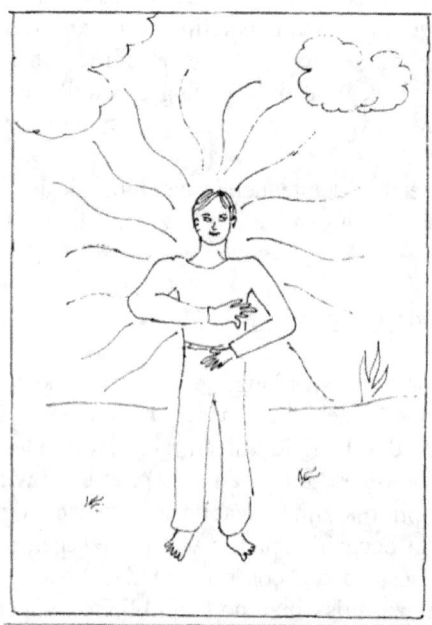

Bovenstaande oefening behoort niet tot het vaste huiswerk maar kun je ten allen tijde doen wanneer je er behoefte aan voelt. Het is een uitstekende oefening om als voorbereiding te gebruiken voor een zittende oefening. Wanneer je bijvoorbeeld moe of gespannen bent zul je merken dat deze oefening je weer in contact kan brengen met de energie van je lichaam.

<u>Huiswerk na les 2:</u>

- Doe dagelijks de volgende twee oefeningen van CD 1:
  - Ademhaling
  - Bodyscan

- Kies dagelijks een routineactiviteit uit die je met aandacht doet. Doe deze activiteit met dezelfde aandacht en oplettendheid als bijv. de rozijn-oefening. Kies een activiteit uit die niet te ingewikkeld is en die niet te lang duurt, zoals bijv. tanden poetsen, de vaatwas, de hond uitlaten, je haar kammen, douchen etc.
- Met aandacht eten: Merk alle keren op wanneer je echt in de gaten hebt wat je eet, net zo als bij de rozijn. Eet tenminste één maaltijd 'aandachtig' zoals je dat bij het eten van de rozijn hebt gedaan.
- Huiswerk-formulier invullen. Noteer of je dagelijks hebt geoefend. Schrijf ook eventuele bijzonderheden op zodat we er bij de volgende afspraak over kunnen praten.

Les 3: Adem en lichaam

Doe-modus en zijns-modus

Normaal gesproken gaan we gedurende de dag vrijwel ongemerkt van de ene naar de andere activiteit. We zijn meestal aan het "multi-tasken". Dat betekent dat we bijv. een gesprek voeren terwijl we aan het eten zijn, naar de radio luisteren terwijl we autorijden, aan het weekend denken terwijl we op ons werk zijn, een boodschappenlijst in ons hoofd aan het samenstellen zijn terwijl we uitrusten etc. Dit verloopt vaak zo volkomen automatisch dat we ons hiervan nog nauwelijks bewust zijn. Pas wanneer we een moment echt tot rust of tot inkeer komen merken we dat er iets is veranderd. Dit kan spontaan gebeuren terwijl we bijvoorbeeld een boswandeling aan het maken zijn, of volkomen ontspannen naar muziek luisteren. Ineens ervaren we dat we zijn opgenomen in het moment, dat de toekomst of het verleden er even niet toe doen. Soms is er op een dergelijk moment een stille vreugde of een verwondering over wat er om ons heen is. Wanneer we regelmatig mediteren kunnen dergelijke momenten van "zijn" zich vaker spontaan aan ons voordoen, ofwel gedurende het formele oefenen, ofwel gedurende de dag, op zng. informele momenten. Kijk eens naar onderstaand overzicht:

Doe-modus	Zijns-modus
Vergelijken, evalueren	Waarnemen zonder oordeel
Oplossingsgericht	Met aandacht waarnemen wat gebeurt: actieve acceptatie
Beperkt aandacht voor het hier-en-nu, denken over verleden, heden en toekomst	Sterke aandacht voor het heden
Multi-tasken, aandacht verdeeld over meerdere activiteiten tegelijk	Aandacht gericht op een taak of bezigheid tegelijk
Automatische reacties worden snel geactiveerd.	Automatische reacties worden minder snel geactiveerd.
Aandacht vooral gericht voor wat er op de voorgrond staat	Meer aandacht voor het volledige ervaringsveld
Vermogen tot verdragen van onbehagen is gering (reactiviteit)	Vermogen tot verdragen van onbehagen neemt toe – minder reactiviteit

Een goede zithouding

Een goede zithouding kan een belangrijk hulpmiddel zijn bij het mediteren. Oefen op een stoel of op de vloer. Wanneer je een stoel gebruikt, kies er dan één met een rechte rugleuning en waarbij je voeten plat op de grond kunnen staan. Indien mogelijk leun dan niet achterover maar houd je ruggengraat recht. Als je op de grond wilt zitten, neem dan een stevig dik kussen zodat je 7 tot 14 centimeter van de vloer af zit. Traditioneel worden er zeer uitgebreide instructies gegeven voor een goede zithouding. We zullen hier alleen de meest essentiële richtlijnen noemen die voor beginners belangrijk zijn:

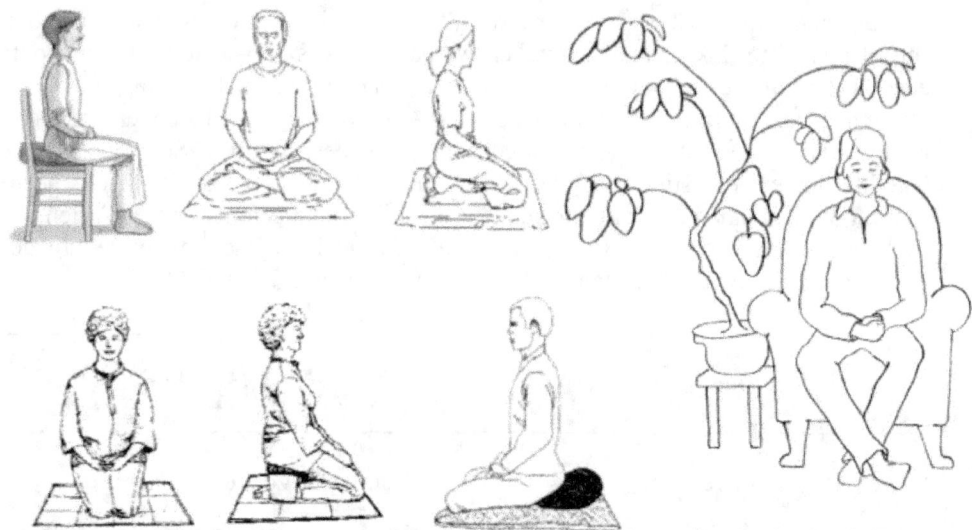

Zit met een rechte rug

Een luie of gemakkelijke stoel leent zich niet voor een goede meditatiehouding. Wanneer je achterover leunt of wegzakt is er veel meer kans dat slaperigheid of onoplettendheid toeslaan voordat je het merkt. Een rechte rug vergroot je oplettendheid en versterkt het bewustzijn van lichaam en ademhaling. Ook de stand van het hoofd is rechtop. Richt de blik als het ware naar binnen. Het kan helpen om daarbij de ogen dicht te doen, maar dat is geen absolute vereiste. Wanneer je moe of slaperig bent kan het juist helpen om de ogen open te houden om zo beter wakker en oplettend te blijven. In het laatste geval kun je je blik focussen op een denkbeeldig punt op de horizon.

Zorg voor voldoende steun en stabiliteit

Zorg dat je stevig zit. Wanneer je op een stoel zit, zorg er dan voor dat je voeten goed contact maken met de vloer. Wanneer je op een kussen zit, zorg er dan voor dat je knieën voldoende ondersteund zijn. Het kan helpen om je voor te stellen dat je zo stevig en onverstoorbaar zit als een berg. Leg de handen op de knieën of in je schoot. Een stabiele zithouding zorgt ervoor dat je een bepaalde mate van ontspanning kunt ervaren terwijl je toch oplettend rechtop blijft zitten. Ontspanning en alertheid lijken elkaar in ons gebruikelijke functioneren tegen te spreken: wanneer we ontspannen vallen we gemakkelijk in slaap. Wanneer we oplettend zijn associeren we dat met spanning. Bij het mediteren kun je gaan ervaren dat zich momenten voordoen van uiterste oplettendheid, gecombineerd met volkomen ontspanning. De ontspanning ontstaat soms vanzelf als een mogelijk neveneffect van het oefenen. Let er echter op dat dit niet het primaire doel van de oefening is. Wanneer je na een oefening niet direct een gevoel van ontspanning ervaart wil dat niet zeggen dat de oefening niet goed of de moeite waard is geweest!

Oefening: zitmeditatie - aandacht voor de ademhaling en het lichaam

Wanneer je de oefening met het waarnemen van de ademhaling enkele weken hebt gedaan is het moment aangebroken om deze oefening uit te breiden. In de volgende oefening begin je met het waarnemen van de ademhaling, zoals eerder geoefend. Daarna breidt je je veld van aandacht als het ware uit naar je hele lichaam. Dat betekent niet dat je je niet meer bewust mag of kan zijn van de ademhaling. Integendeel, de ademhaling blijft natuurlijk een onlosmakelijk onderdeel van je lichaam. Het idee is dat je de aandacht ruimer, meer omvattend maakt en dat je je openstelt voor alles sensaties en gevoelens die zich in je lichaam aandienen.

Begin deze oefening met het observeren van de ademhaling, precies zoals je dat hebt geleerd bij oefening 1.

Wanneer je enkele minuten de ademhaling hebt gevolgd breid je je aandacht uit naar de lichamelijke gewaarwordingen in de rest van je lichaam. Je ademhaling maakt hier uiteraard onderdeel van uit. Laat je aandacht in eerste instantie naar die gebieden of plekken in je lichaam toe gaan die je aandacht als vanzelf naar zich toe trekken. Voel het contact met de stoel of het kussen, met de vloer, voel de plekken die gespannen of pijnlijk zijn etc. Je doet dit met een vriendelijke, open en onderzoekende houding. Het enige dat je doet is de fysieke sensaties volledig ervaren. Ondertussen zul je merken dat er ook gedachten, beelden, gevoelens of andere associaties in je opkomen. Indien je met je aandacht hierdoor wordt meegenomen merk je dit simpelweg zo goed mogelijk op. Je kunt iets tegen jezelf zeggen in de trant van "goed dat ik dit opmerk". Daarna ga je terug naar het waarnemen van de fysieke sensaties.

Je kunt vervolgens je aandacht uitbreiden naar die plekken of gebieden in je lichaam die misschien niet direct de aandacht naar zich toe trekken maar die er wel zijn. Misschien zijn er plekken in je lichaam waar je helemaal niets lijkt te voelen. Besteed ook even aandacht aan wat je voelt in je gezicht en het gebied rondom je ogen.

Indien zich bijzondere sensaties voordoen, wanneer bepaalde plekken bijzonder pijnlijk zijn of wanneer je anderszins problemen tegen komt doe je niets anders dan de aandacht op een vriendelijke en open wijze terug brengen naar de gewaarwording van je ademhaling en vervolgens je lichaam als geheel. Het kan ook gebeuren dat gedachten, beelden of associaties je niet loslaten en zich alsmaar op de voorgrond blijven dringen. Zie dit gewoon als onderdeel van de oefening, als aspecten van je ervaring op dit moment en ga er niet onnodig over nadenken, je ertegen verzetten of dit evalueren. Alles wat zich voordoet in de oefening mag er zijn als aspecten van jouw ervaring.

Aandacht voor prettige gebeurtenissen

We beginnen deze week met een nieuwe opdracht, nl. aandacht voor prettige gebeurtenissen. Probeer iedere dag (bijv. in de avond) te kijken wat je die dag een prettige gebeurtenis vond. Noteer op het formulier "prettige gebeurtenissen" hierover je observaties. Vraag je af "wat maakt deze gebeurtenis prettig?" en schrijf hierover je observaties op.

Huiswerk na les 3: Adem en lichaam

- Doe dagelijks de volgende twee oefeningen van CD 1:
  - Bodyscan
  - Adem en lichaam

- Besteed hierbij bijzondere aandacht aan je zithouding. Hoeveel moeite kost het je om met een rechte rug te zitten? Bedenk hoe je je zithouding zou kunnen verbeteren.

- Kies een nieuwe routineactiviteit uit die je met aandacht doet. Doe deze activiteit met dezelfde aandacht en oplettendheid als de rozijn-oefening. Kies een activiteit uit die niet te ingewikkeld is en die niet te lang duurt, zoals bijv. tanden poetsen, de vaatwas, de hond uitlaten, je haar kammen, douchen etc.

- Vul "Het Logboek Prettige Gebeurtenissen" in (één per dag). Gebruik dit als een gelegenheid om je bewust te worden van je gedachten, gevoelens en lichamelijke gewaarwordingen, die te maken hebben met een prettige gebeurtenis. Schrijf het zo snel mogelijk en gedetailleerd op (bijvoorbeeld, de juiste woorden of beelden waarin je gedachten kwamen) de precieze aard en plaats van de lichamelijke gevoelens.

- Huiswerk-formulier invullen. Noteer of je dagelijks hebt geoefend. Schrijf ook eventuele bijzonderheden op zodat we er bij de volgende afspraak over kunnen praten.

Les 4: Actieve acceptatie

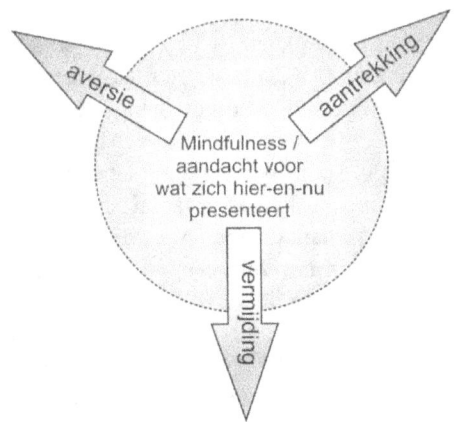

Drie basisreacties

Een van de doelen van deze training is, om onze ervaring open en oplettend waar te nemen zoals deze zich hier-en-nu aan ons voordoet. Dat betekent dat we zowel aangename als onaangename gevoelens, gedachten en gewaarwordingen beter gaan waarnemen. We hebben daarbij automatisch de neiging om hierop te reageren met een van de drie volgende reacties: aversie ("dit wil ik niet"), verlangen (" dit is fijn, hier wil ik meer van") of vermijding (slaperigheid, passiviteit, onoplettendheid). Elk van deze drie reacties vertaalt zich vaak in de vorm van een oordeel of commentaar op wat er gebeurt. Zo zijn we een groot deel van de dag bezig om bepaalde gedachten, gevoelens of ervaringen te bestrijden, naar ons toe te halen of te vermijden met als gevolg dat we voortdurend intern commentaar aan het leveren zijn op wat we ervaren en hier allerlei oordelen en conclusies aan te verbinden.

De behoefte aan controle

Menselijke wezens lijken wel verslaafd te zijn aan controle. Een reden hiervoor is dat we zulke grote en verfijnde hersenen hebben. Onze "grote hersenen" stellen ons in staat om in een verbazingwekkende mate controle te hebben over onze omgeving. Denk bijvoorbeeld eens aan een stedelijke omgeving. Vrijwel alles wat je daar aantreft getuigt van het menselijke vermogen om zijn omgeving vorm te geven en te bepalen. Het is derhalve niet zo vreemd dat onze eerste instinctieve reactie wanneer we geconfronteerd worden met een ongewenste ervaring is om die ervaring onder controle te willen krijgen. Dit "controle-instinct" steekt automatisch de kop op zonder dat we het zelfs in de gaten hebben. Wanneer het gaat om de fysieke wereld werkt het heel goed. Wanneer je iets laat vallen ruim je het op. Wanneer je vindt dat je te warm gekleed bent trek je iets anders aan. Wanneer je last hebt van het zonlicht zet je een zonnebril op. Op ontelbare manieren zijn we de hele dag bezig om controle uit te oefenen over onze omgeving en ons uitgangspunt is: als je iets niet wilt dan doe je er iets aan.

Controle over gevoelens

Hoewel controle prima lijkt te werken in een groot aantal alledaagse situaties heeft het een averechts effect wanneer je het tracht toe te passen op psychologische processen, waaronder in het bijzonder gevoelens. Dit wordt goed duidelijk wanneer je controle probeert te krijgen over angstgevoelens, of hiervan af probeert te komen. Mensen met paniekaanvallen of hyperventilatie-klachten weten als geen ander wat er gebeurt wanneer ze proberen om controle te krijgen over hun ervaring: de ervaring wordt nog aangenamer en de spanning stijgt. In feite is dit precies het mechanisme waardoor de tendens tot het krijgen van paniekgevoelens in stand wordt gehouden. In plaats van het principe "je wilt iets niet, dus doe je er iets aan waardoor je ervan af komt" geldt hier het principe "je wilt iets niet dus probeer je er iets aan te doen waardoor het erger wordt". Hoe kan dit? Bedenk dat angst het gevoel is dat hoort bij de "vlucht-vecht respons". Dit is een automatisch mechanisme in ons brein dat ons helpt wanneer we in een bedreigende situatie terecht komen. Wanneer angst het gevoel is waar we vanaf willen komen dan heeft het geen zin om ervoor te vluchten, want dan zal het angstgevoel toe nemen. We roepen dan precies de respons op die we willen vermijden.

Controle over gedachten

Een soortgelijk probleem doet zich voor wanneer we controle proberen te verwerven over onze gedachten. Des te meer we trachten om de gedachten aan een bepaald iets te vermijden, des te meer zullen merken dat gedachten daaraan de kop op steken. Het is vooral wanneer we eenmaal besloten hebben om niet meer aan X te denken, dat gedachten aan X zich aan ons bewustzijn beginnen op te dringen. Hoe groter het verbod op het hebben van een bepaalde gedachte hoe minder controle we lijken te hebben over dit soort gedachten. Vrijwel iedereen heeft iets dergelijks wel eens opgemerkt wanneer je besloten hebt om in een bepaalde situatie ergens niet aan te denken. Wanneer we er absoluut van overtuigd zijn dat het hebben van bepaalde gedachten verboden, zondig of totaal verwerpelijk is kunnen dit soort gedachten min of meer obsessieve vormen aan nemen. Dan wordt het heel moeilijk om er nog van los te komen.

De oplossing is het probleem

We begrijpen op grond van het bovenstaande nu beter wat er gebeurt wanneer we een onaangename ervaring hebben en er een neiging ontstaat om deze ervaring te willen bestrijden of te vermijden. Hoe meer we ervan los proberen te komen, des te meer deze ervaring vat op ons zal krijgen. De gevoelens en gedachten die je vooral niet wilt hebben, die je als problematisch beschouwt en waar je je tegen verzet hebben veel meer vat op je dan die waarvan je het bestaan kunt accepteren. Daarbij komt dat het denken in termen van oplossingen dat op het fysieke en technische vlak zo succesvol is, op het psychologisch niveau vaak helemaal niet werkt en de situatie alleen maar nog problematischer maakt. We hebben allemaal zo onze favoriete oplossingen en trucjes om ons op korte termijn beter te voelen en er zijn meer of minder onschuldige varianten hiervan. Wanneer je van een vervelend gevoel probeert los te komen door het maken van een wandeling in de natuur dan zal dit een heel wat gezondere oplossing zijn dan wanneer je naar de kroeg gaat om je te bezatten. Wanneer we pertinent weigeren om bepaalde ervaringen, gevoelens of gedachten toe te laten en daarvoor tot het uiterste willen gaan, dan vergroten we het probleem dat we proberen op te lossen. Zo kunnen we ongewild onze moeilijkheden en problemen alsmaar groter laten worden, doordat we een verkeerde benadering van het probleem toepassen. De oplossing is dan het probleem geworden. Denk eens na over je eigen ervaring: kun je hiervan een voorbeeld bedenken?

Actieve acceptatie

Wat we in deze cursus leren is precies een tegenovergestelde benadering: door een gedachte of gevoel precies zo waar te nemen zoals deze zich voordoet in onze ervaring, zonder oordeel, met zo min mogelijk reactie, zullen we in staat zijn om er op den duur min of meer los van te komen. Dit is niet zomaar een accepterende houding, want acceptatie kan gemakkelijk verward worden met apathische berusting: "het is nu eenmaal zo dus ik moet me er wel bij neer leggen". Nee, in dit geval gaat het om een vorm van acceptatie die gebaseerd is op actieve, niet oordelende aandacht. Vandaar de term "actieve acceptatie". We kunnen ermee een begin maken om deze vaardigheid, de situatie waarnemen zoals deze is, te oefenen met behulp van onderstaande oefening. Wanneer we ermee beginnen om geluiden waar te nemen zonder meteen gedachten, benoemingen of commentaren te hebben dan kunnen we deze vaardigheid later uitbreiden naar andere zaken.

Oefening: ademhaling en geluid

Ga zitten op een stoel met een rechte leuning of een meditatiebankje of –kussentje. Leun niet naar achteren, maar houd je rug recht. Als je op de grond gaat zitten, houd dan je knieën op de vloer en zorg voor voldoende ondersteuning van je stuitje. Zorg ervoor dat je stabiel zit, zodat je stevig rechtop kunt blijven zitten zonder daar moeite voor te hoeven doen. Richt nu je aandacht naar binnen. Het kan vooral in het begin helpen om daarbij je ogen te sluiten.

Neem even de tijd om notitie te nemen van je innerlijke toestand: de gevoelens, gedachten en fysieke gewaarwordingen die er al zijn. Vervolgens richt je je aandacht op de fysieke gewaarwordingen van de ademhaling. Voel hoe de adem bij je neus en mond je lichaam binnenkomt en naar binnen stroomt, hoe de ademhaling zich omdraait en hoe de adem je lichaam weer verlaat.

Merk op of je adem wel echt door stroomt tot onder in je buik en of deze misschien hogerop, bijv. in de borstkas blijft steken. Laat zo goed mogelijk de adem doorstromen tot onder in de buik.

Gedurende de eerste 5 minuten van deze oefening doe je niets anders dan met je aandacht de fysieke gewaarwordingen van het ademen zo goed mogelijk waar te nemen. Wanneer je opmerkt dat je aandacht afdwaalt. of wordt is mee genomen door gedachten dan kun je jezelf hiervoor een compliment geven ("goed dat ik dit heb opgemerkt") om vervolgens je aandacht op een vriendelijke wijze weer terug te brengen naar de ademhaling.

Na ongeveer 5 minuten breid je je aandacht uit naar de aanwezigheid van geluiden. Dat betekent niet dat je je niet meer bewust kan of mag zijn van je ademhaling, integendeel, waarschijnlijk blijf je je hiervan op de achtergrond min of meer bewust. Je stelt je echter open voor de aanwezigheid van geluiden.

Neem de geluiden zo veel mogelijk waar als "puur geluid": dat betekent dat je in principe geen etiketten, benoemingen of verklaringen nodig hebt voor wat je hoort. Indien die wel automatisch opkomen dan neem je ze simpelweg waar zonder er op in te gaan. Laat gedachten en commentaren zoveel mogelijk los om vervolgens je aandacht op de aanwezigheid van geluiden te richten.

Iedere keer dat je merkt dat je aandacht afdwaalt (hetgeen waarschijnlijk vaak het geval is) doe je niets anders dan met een vriendelijke vastbeslotenheid weer terug te keren tot het waarnemen van ademhaling en geluid.

Sluit de oefening af door de laatste minuut geen enkele instructie meer toe te passen. Blijf eenvoudigweg nog even zitten en doe helemaal niets.

Oefening: 3 minuten tijd voor de ademhaling:

De nu volgende oefening kun je beschouwen als een "minimeditatie". Hoewel het doen van deze oefening slechts 3 minuten in beslag neemt (je mag er uiteraard ook langer de tijd voor nemen) kan het effect bij herhaalde toepassing gedurende de dag bijzonder krachtig zijn. Er zijn gedurende de dag vele onbewaakte momenten waarop we even wegdromen of onszelf afleiden met nutteloze activiteiten. Dergelijke "verloren" momenten zijn uitstekend geschikt om onderstaande oefening te doen. Je kunt bijvoorbeeld een piepertje op je horloge in stellen of een briefje boven je bureau hangen om jezelf hieraan te herinneren. Wanneer je deze oefening eerst "formeel" een aantal malen gedaan hebt op momenten die je hebt ingepland, zul je hem later gemakkelijker kunnen toepassen op momenten dat zich een moeilijkheid voordoet.

- Bewustzijn: Richt je aandacht naar binnen. Het helpt indien je hierbij je ogen even sluit. Merk op welke gedachten, gevoelens en fysieke gewaarwordingen zich op de voorgrond dringen. Laat je aandacht open en accepterend zijn.

- Ademhaling: Richt vervolgens je aandacht op de fysieke gewaarwordingen van het ademen. Voel hoe de adem in en uit stroomt. Laat de ademhaling zo goed mogelijk doorstromen tot onder in je buik.

- Lichaam: Breidt vervolgens je aandacht uit naar wat je in de rest van je lichaam voelt. Voel welke plekken of zones in je lichaam pijnlijk of gespannen zijn. Stel je open voor alles wat je in je lichaam kunt voelen, zonder te oordelen of er iets aan te willen veranderen.

Huiswerk na les 4: Actieve acceptatie

- Doe dagelijks de volgende oefeningen van CD 1:
    - Adem en lichaam
    - Adem en geluid

- Plan 3 maal per dag een "ademruimte" in, die je toepast gedurende de dag. Je kunt deze oefening toepassen op momenten dat je even alleen bent of een pauze hebt.

- Vul "Het Logboek Onprettige Gebeurtenissen" in (één per dag). Gebruik dit als een gelegenheid om je bewust te worden van je gedachten, gevoelens en lichamelijke gewaarwordingen, die te maken hebben met een onprettige gebeurtenis. Schrijf het zo snel mogelijk en gedetailleerd op (bijvoorbeeld, de juiste woorden of beelden waarin je gedachten kwamen) de precieze aard en plaats van de lichamelijke gevoelens.

- Huiswerk-formulier invullen. Noteer of je dagelijks hebt geoefend. Schrijf ook eventuele bijzonderheden op zodat we er bij de volgende afspraak over kunnen praten.

Les 5: Werken met gedachten

<u>Gedachten als valkuil</u>

Een van de redenen voor veel mensen om aan een training mindfulness te beginnen is dat zij problemen ervaren in het omgaan met hun eigen gedachten. Sommigen kunnen bijvoorbeeld de denkactiviteit in hun hoofd niet meer tot stilstand brengen en liggen er 's nachts vaak van wakker, of merken dat ze zoveel gedachten in hun hoofd hebben dat ze er wanhopig van worden. Anderen hebben telkens weer dezelfde gedachten die negatief op hen inwerken, maar die ze niet kwijt kunnen raken. Ze beginnen te strijden tegen hun eigen gedachten, proberen er een halt aan toe te roepen of afleiding te zoeken door aan andere dingen te denken maar niets lijkt te helpen. Weer anderen hebben een cognitieve gedragstherapie gevolgd en hebben uitvoerig geleerd om negatieve gedachten te vervangen door positieve maar merken op den duur toch dat hun klachten en problemen hierdoor niet wezenlijk afnemen.

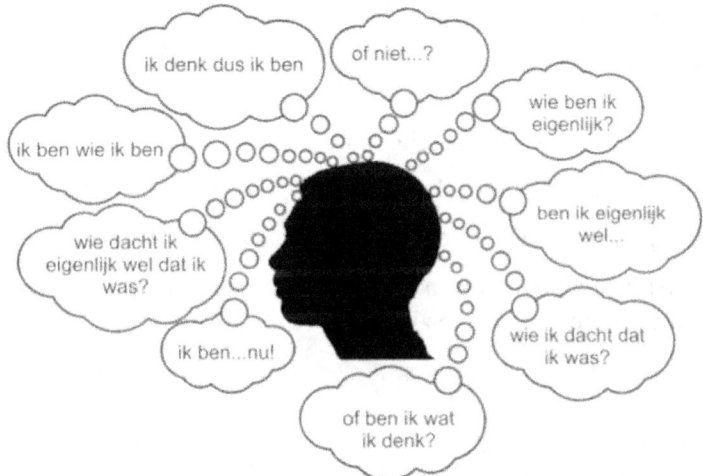

Een van de kenmerken van een depressie is piekeren of rumineren.
Dit gepieker is misschien ooit begonnen vanuit de overtuiging dat het goed is om over je problemen na te denken. Wanneer zich problemen in het leven voordoen, dan is het goed om daarover net zolang na te denken totdat er een oplossing gevonden wordt, is althans de overtuiging. "En als ik maar lang genoeg over mijn problemen nadenk, dan moet er toch uiteindelijk wel een oplossing komen" zo redeneren veel mensen. Slaapproblemen en toenemend slaapgebrek kunnen de sombere stemming overdag verder in de hand werken.

De overtuiging dat men slechts door na te denken de bron van emotionele problemen kan opsporen en verhelpen is een enorme valkuil. Het tegendeel is waar: De vermeende oplossing wordt vaak juist erger en vormt op den duur de oorzaak van het probleem zelf.

Het verwoede nadenken dat leidt tot piekeren is immers een probleem op zich. De depressieve klachten worden door dit gepieker juist in stand gehouden en verergerd, zoals wetenschappelijk onderzoek inmiddels heeft uitgewezen. Ook hier geldt: de (vermeende) oplossing wordt juist de oorzaak van het probleem.

Het kan nuttig zijn om op dit punt voor jezelf te checken in hoeverre jouw klachten overeen komen met de diagnostische criteria voor depressie zoals deze officieel werden gesteld. Je kunt met het oog hierop de volgende kenmerken eens langs lopen:

<u>Diagnostische criteria voor een depressieve episode</u>

<u>(zie DSM-IV voor een meer nauwkeurige beschrijving)</u>

- Depressieve stemming gedurende het grootste deel van de dag.

- Duidelijke vermindering van interesse of plezier in bijna alle activiteiten.

- Duidelijke gewichtsvermindering zonder dat dieet gehouden wordt of gewichtstoename.

- Slaapproblemen of overdreven behoefte aan slaap, bijna elke dag.

- Psychomotorische agitatie of geremdheid die duidelijk waarneembaar is door anderen.

- Moeheid of verlies van energie, bijna elke dag.

- Gevoelens van waardeloosheid of sterke, buitensporige schuldgevoelens.

- Verminderd vermogen tot concentreren, nadenken of besluiteloosheid.

- Terugkerende gedachten aan de dood, ofwel suïcidegedachten (zonder dat er concrete plannen hoeven te zijn).

<u>Automatische negatieve gedachten</u>

Op dit punt van de training is het mogelijk om een (apart uit te reiken) vragenlijst met negatieve gedachten in te vullen. Dit soort gedachten hebben vat op ons doordat we ze klakkeloos serieus nemen. We zijn ofwel geneigd om onszelf erdoor mee te laten nemen, ofwel er tegen te strijden. In beide gevallen worden we erdoor beïnvloed. Door een dergelijke vragenlijst in te vullen kun je enig zicht krijgen op de mate waarin je zelf ten prooi valt aan dit soort gedachten. Wanneer je eenmaal voor jezelf in kaart hebt gebracht hoe vaak je dergelijke gedachten hebt en hoezeer je erdoor wordt beïnvloed, ben je ingeseind voor de volgende keer dat ze zich voordoen. Het invullen van deze vragenlijst is geen doel op zich en biedt uiteraard niets meer dan een momentopname.

Meer van hetzelfde is nog altijd hetzelfde

De belangrijkste benadering van het probleem van gedachten die de westerse psychologie, m.n. de cognitieve gedragstherapie tot voor kort te bieden had is het uitdagen van de inhoud van de gedachten. Door de gedachten aan een analyse te onderwerpen en negatieve gedachten en overtuigingen te vervangen door positieve kan vaak een stap in de goede richting worden gezet. Maar in veel gevallen blijkt dit niet voldoende. Door telkens weer op de inhoud van de gedachten in te gaan bestrijden we het probleem (gedachten die in dezelfde cirkeltjes rond draaien) door nog meer van hetzelfde eraan toe te voegen (nog meer gedachten). Het is alsof we een vuur proberen te blussen door er olie op te gooien met als resultaat dat het vuur steeds hoger opvlamt. Natuurlijk kan het denken zichzelf verbeteren door zuiverder, logischer, consistenter en positiever te worden. Natuurlijk zijn sommige gedachten waarheidsgetrouwer, constructiever en vriendelijker dan andere. Maar we blijven binnen het domein van gedachten in cirkels ronddraaien, ook al worden die cirkels wijder en ook al vervangen we negatieve gedachten door positieve. Veel mensen met werkelijk hardnekkige klachten rondom gedachten zoals sombere pieker-neigingen of zich eindeloos herhalende dwanggedachten geven dan ook aan dat zij zich met deze benadering onvoldoende geholpen voelen en zoeken naar andere oplossingen. Mindfulness biedt een wezenlijk andere manier om naar gedachten te kijken die niet zozeer in strijd is met de traditionele cognitieve benadering maar er een verfrissende aanvulling op vormt.

Het is in de eerste plaats belangrijk om gedachten te zien voor wat ze zijn: simulaties of afspiegelingen van de werkelijkheid om ons heen. Gedachten zijn vrijwel altijd representaties van gebeurtenissen in de toekomst of in het verleden. Wanneer we onszelf verliezen in gedachten raken we het contact met het hier-en-nu kwijt. Wanneer we de aandacht op gedachten richten ontdekken we dat zij even vluchtig en beweeglijk zijn als de rimpelingen op een wateroppervlak in de wind. Zodra we er naar kijken zijn ze alweer verdwenen of veranderd. Wanneer we zitten te mediteren en we richten onze aandacht bijvoorbeeld op het in en uitstromen van de ademhaling dan ontdekken we al snel dat gedachten zich aan ons opdringen. Bij de eerste oefening uit dit werkboek (het waarnemen van de ademhaling) worden we reeds uitvoerig geconfronteerd met de aanwezigheid van gedachten. Bij deze oefening was de basisinstructie om zo goed mogelijk op te merken dat onze aandacht afdwaalt van de ademhaling, om deze vervolgens op vriendelijke wijze weer terug te brengen. In de oefening in les 5, het observeren van gedachten, passen we een andere benadering toe. We laten gedachten toe in ons bewustzijn zonder ze als een vorm van afleiding te beschouwen. We doen alsof ze erbij horen, we gaan alleen niet in op de inhoud ervan in. Het geheim van deze oefening is dat zij ons uitnodigt om niet langer gedachten met gedachten bestrijden. Juist daardoor krijgen gedachten minder vat op ons en zullen we hen niet langer als probleem ervaren.

Oefening: Het observeren van gedachten

Ga zitten op een stoel met een rechte leuning of een meditatiebankje of –kussentje. leun niet achterover, maar houd je rug recht. Als je op de grond gaat zitten, houd dan je knieën op de vloer en zorg voor voldoende ondersteuning van je stuitje. Zorg ervoor dat je stabiel zit, zodat je stevig rechtop kunt blijven zitten zonder daar moeite voor te hoeven doen. Richt nu je aandacht naar binnen. Het kan vooral in het begin helpen om daarbij je ogen te sluiten. Neem even de tijd om notitie te nemen van je innerlijke toestand: de gevoelens, gedachten en fysieke gewaarwordingen die er al zijn. Vervolgens richt je je aandacht op de fysieke gewaarwordingen van de ademhaling. Voel hoe de adem bij je neus en mond je lichaam binnenkomt en naar binnen stroomt, hoe de ademhaling zich omdraait en hoe de adem je lichaam weer verlaat. Merk op of je adem wel echt door stroomt tot onder in je buik en of deze misschien hogerop, bijv. in de borstkas blijft steken. Laat zo goed mogelijk de adem doorstromen tot onder in de buik.

Gedurende de eerste 5 minuten van deze oefening doe je niets anders dan met je aandacht de fysieke gewaarwordingen van het ademen zo goed mogelijk waar te nemen. Wanneer je opmerkt dat je aandacht afdwaalt dan kun je jezelf hiervoor een compliment geven ("goed dat ik dit heb opgemerkt") om vervolgens je aandacht op een vriendelijke wijze weer terug te brengen naar de ademhaling.
Na ongeveer 5 minuten breid je je aandacht uit naar de aanwezigheid van gedachten. Dat betekent niet dat je je niet meer bewust kan of mag zijn van je ademhaling, integendeel, waarschijnlijk blijf je je hiervan op de achtergrond min of meer bewust. Je stelt je echter open voor de aanwezigheid van gedachten. Als je goed kijkt merk je waarschijnlijk dat er vrijwel altijd een dergelijke activiteit – hetzij op de voorgrond, hetzij op de achtergrond – plaats vindt. Kijk hiernaar als een onvermijdelijke activiteit waar je verder niets mee hoeft. Een hulpmiddel kan de voorstelling zijn dat je op een terrasje zit en de voorbijgangers observeert. Je ziet ze komen en gaan zonder dat je ze hoeft vast te klampen of een gesprek met ze aan te knopen. Of er nu veel gedachten zijn of weinig, of ze saai zijn of interessant, of ze aangenaam zijn of niet, dat alles doet er niet toe. Je kijkt eenvoudigweg naar het verschijnen en verdwijnen van gedachten zonder te oordelen, zonder gedachten over gedachten te hoeven hebben, zonder te bedenken of de oefening wel of niet goed doet. Wanneer je merkt dat je wel mee wordt genomen door de inhoud van gedachten of verstrikt raakt in associaties, dan merk je dit eenvoudigweg op en keert terug naar de basisinstructie.

Sluit de oefening (zoals gebruikelijk) af door de laatste minuut geen enkele instructie meer toe te passen. Blijf eenvoudigweg nog even zitten en doe helemaal niets.

Gelijkmoedigheid

De kunst is dus juist om gedachten waar te nemen zonder te worden mee genomen door de hypnotische kracht die ze op ons uitoefenen. We kunnen gedachten proberen te zien als een vorm van energie. Strikt genomen klopt dit ook, zoals inzichten uit het hersenonderzoek en neuropsychologie ons duidelijk maken. Door te oefenen met het niet reageren op de inhoud van gedachten oefenen we onszelf in gelijkmoedigheid. We leren om niet met voorkeur of afkeer te reageren op datgene wat zich in ons bewustzijn voordoet en om onze reactie tot een minimum te beperken. We leren waar te nemen wat zich voordoet zonder de gedachten (dus het oordeel) erover bepalend te laten zijn voor onze reactie. Wanneer we die houding van gelijkmoedigheid gaan toepassen in het dagelijks leven ontdekken we dat we minder heen en weer geslingerd worden door hoop en vrees en we vallen hierdoor weer minder ten prooi aan negatieve emoties zoals angst en boosheid.

<u>Huiswerk na les 5:</u>

- Doe dagelijks de volgende oefeningen m.b.v. CD 1:
  - Adem en geluid
  - Kijken naar gedachten

- Plan 3 maal per dag een "ademruimte" in, die je toepast gedurende de dag. Je kunt deze oefening toepassen op momenten dat je even alleen bent of een pauze hebt.

- Probeer gedurende de dag een houding van gelijkmoedigheid toe te passen: laat je niet mee slepen door voor- of afkeuren. Wanneer dit wel gebeurt merk het dan op en pas een ademruimte toe,

- Huiswerk-formulier invullen. Noteer of je dagelijks hebt geoefend. Schrijf ook eventuele bijzonderheden op zodat we er bij de volgende afspraak over kunnen praten.

Les 6: Aandacht voor subtiele signalen

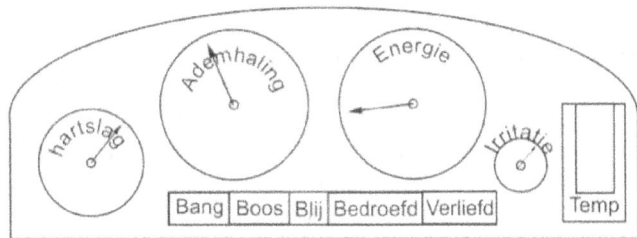

Gedurende deze training zul je leren om oplettender te worden voor gedachten, gevoelens en andere signalen vanuit je lichaam. Dit is natuurlijk belangrijk omdat het je in staat stelt om tijdig te signaleren wanneer spanning, veroorzaakt door negatieve gedachten of gevoelens op je in begint te werken. Soms gaat het om subtiele signalen (b.v. een lichte verkramping, een rusteloos gevoel, een beginnende hoofdpijn) die normaal gesproken niet eens opgemerkt worden voordat ze ernstiger vormen aannemen.

We kunnen hier de vergelijking maken met het dashboard van een auto. De vergelijking is misschien wat mechanistisch maar geeft toch goed weer wat er gebeurt. De verschillende metertjes en lampjes geven aan of alle processen in de auto naar wens verlopen en of er geen onregelmatigheden optreden. Wanneer bijvoorbeeld het oliepijl beneden het minimale niveau daalt moet er een lampje gaan branden om de chauffeur hiervan op de hoogte te stellen. Wanneer deze in gedachten verzonken is en het lampje niet opmerkt of wanneer deze zo gehaast is dat hij het lampje bewust negeert kunnen er heel vervelende gevolgen ontstaan. De motor kan bijv. vastlopen met onherstelbare schade tot gevolg.

Ook bij mensen kan het negeren van signalen zeer ongewenste gevolgen met zich mee brengen. Mensen kunnen bijv. onnodig in een burn-out terecht komen. Achteraf weten ze bijvoorbeeld wel dat het niet handig is geweest om steeds maar pijnstillers te nemen wanneer die vervelende hoofdpijn weer de kop op stak, of dat het onverstandig was om telkens antibiotica te nemen wanneer ze griep kregen. Of dat het fanatieke hardlopen diende om een hoop frustratie of agressie onder de duim te houden terwijl de bron van de problemen in stand bleef. Sommige mensen zijn er van jongs af aan in getraind om signalen van binnenuit te negeren en zijn opgegroeid met kreten als "niet zeuren maar doorgaan" of "niet klagen maar dragen".

Een hoog arbeidsethos en hart voor de zaak zijn natuurlijk op zich niet verkeerd. Maar vaak gaat dit gepaard met een aangeleerde ongevoeligheid, ja soms zelfs minachting voor de meer poëtische, zachtaardige of intieme kanten van het bestaan, die natuurlijk minstens net zo belangrijk zijn. Voor sommigen van ons is het lichaam tot een gebruiksvoorwerp geworden, een soort machine die regelmatig in beweging gezet moet worden en die op gezette tijden, bij toediening van de juiste prikkels ook genot kan verschaffen. Veel mensen hebben geleerd om bepaalde signalen systematisch te negeren en voelen alleen de prikkels en gewaarwordingen die boven een bepaalde drempelwaarde uitkomen. De kans dat hierdoor ongewenste gevolgen ontstaan is natuurlijk behoorlijk groot.

Het lichaam heeft echter een intelligentie van zichzelf. We kunnen deze intelligentie activeren door onze sensitiviteit te versterken voor de subtielere signalen en gevoelens die normaal gesproken onopgemerkt blijven. Door simpelweg de aandacht iedere keer naar binnen te richten en ons telkens weer te oefenen in de waarneming ervan kunnen we onze sensitiviteit vergroten en in contact komen met subtielere gevoelens en waarnemingen die ons anders misschien zouden ontgaan. We kunnen ons op deze wijze meer bewust worden van de factoren en omstandigheden die aan negatieve stemmingen vooraf gaan en die een keten van negatieve gevoelens en gedachten in ons teweeg brengen. We kunnen zodoende leren om de werking van deze negatieve gedachten en gevoelens tijdig te doorzien voordat zij hun demoraliserende of ondermijnende invloed hebben gedaan.

Ons vermogen om deze negatieve gevoelens en gedachten te registreren zonder erdoor beïnvloed te worden kan met het oefenen geleidelijk aan toe nemen zodat we meer inzicht krijgen in de uitwerking ervan. Aandacht is in deze zin ook een vorm van intelligentie die innerlijk onderzoek mogelijk maakt. Dit onderzoek vindt plaats in stilte. Wanneer we bijvoorbeeld met een verstoord en ongemakkelijk gevoel van ons werk huiswaarts keren kunnen we 's avonds simpelweg gaan zitten en ons concentreren op de ademhaling. Na enige tijd te oefenen kunnen we ons meer bewust worden van onze lichamelijke en mentale gesteldheid. De gebeurtenissen van de dag met de eraan verbonden associaties en gevoelens kunnen weer komen opborrelen. Het lijkt misschien alsof deze activiteit zinloos is, maar door de subtiele werking van de aandacht verschuiven er betekenissen en kunnen verbanden duidelijk worden. Er verandert iets zonder dat we precies beseffen hoe of wat. We hebben een kijkje genomen op ons innerlijk dashboard en de stand van zaken iets beter in ons opgenomen. Wanneer we onszelf nu na thuiskomst onmiddellijk een stevige borrel inschenken en de televisie hard aanzetten om vervolgens enige tijd later snurkend op de bank in slaap te vallen dan hebben we onszelf wellicht weer een kans ontnomen om werkelijk met aandacht goed voor onszelf te zorgen.

Ook steeds terugkerende depressieve klachten waar sommige mensen hardnekkig door geplaagd worden kunnen mede het gevolg zijn van dit systematisch veronachtzamen van onze subtielere gevoelens en lichaamssignalen. Meer oplettendheid en een meer op het lichaam gerichte vorm van aandacht kunnen helpen om de vicieuze cirkel om te buigen. Het kan handig zijn om de officiële medische definitie van depressie (zie les 5) nog eens te bestuderen. Dit kan ons helpen om na te gaan of en wanneer we in de gevarenzone geraken.

In het gedicht "De herberg" wordt op poëtische wijze duidelijk gemaakt hoe belangrijk het is om open te staan voor alles wat zich in ons bewustzijn voordoet, zonder te oordelen, zonder bepaalde gewaarwordingen, gedachten of gevoelens te ontkennen of te negeren.

De herberg

Ik ben als een herberg.
Elke dag nieuwe gasten.

Iets leuks, een dip, een slechte bui,
en even een helder moment
als onverwachte bezoekers.

Ik verwelkom ze en biedt ze allen een gastvrij onthaal !
Zelfs als het een hoop zorgen zijn
die bij mij de boel overhoop halen.

Toch behandel ik elke gast met respect.
Misschien komt hij bij me opruimen
om plaats te maken voor iets nieuws, iets fijns.

Een sombere gedachte, schaamte en boosheid,
ik begroet hen lachend bij de deur
en vraag ze binnen te komen.

Ik ben dankbaar voor wie er komt
want ieder wordt gestuurd
als een gids uit het onbekende.

Vertaald en bewerkt uit Barks, C. (1997) The Essential Rumi. San Fransico: Harper.

<u>Langzaam lopen: gaan zonder te gaan</u>

Doe je schoenen uit of doe lichte, dunne slippers aan. Ga rechtop staan, met je ruggengraat recht en je armen losjes langs je zij. Richt je blik op een denkbeeldig punt op de horizon, ergens in de verte. Je kunt bij deze oefening het beste je ogen open houden omdat je anders gemakkelijk je evenwicht kwijt kunt raken. Probeer echter je blik niet te focussen op de nabije omgeving en stel je voor dat je vooral naar binnen kijkt.

Verplaats nu je gewicht langzaam naar je linkerbeen, totdat je voelt dat je gehele gewicht op dit been rust. Laat heel geleidelijk je rechtervoet los komen van de grond en neem een kleine stap van ongeveer 20 a 30 centimeter. Voel hoe je rechtervoet de grond raakt en hoe je je gewicht langzaam en voorzichtig verplaatst naar je rechterbeen. Ga nu door met langzaam te lopen, zo langzaam dat je misschien meer het gevoel hebt stil te staan.

Je kunt je looptechniek nog wat aanpassen door de voet die zich verplaatst met de tenen eerst de grond te laten raken en daarna pas de hiel (gewoonlijk doen we dit vanuit de 'automatische piloot' net omgekeerd). De voorvoet is gevoeliger en leent zich meer voor een oplettend waarnemen van iedere zintuigprikkel.

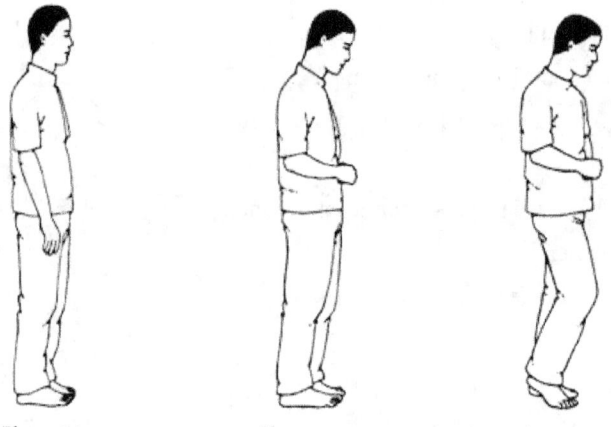

Indien je problemen hebt met je evenwicht ontspan dan je schouders, keel en het gebied rondom je hart. Laat het idee los dat jij de oefening aan het doen bent en laat alle bewegingen ontstaan alsof ze meer vanzelf gebeuren. Indien je misselijk wordt of het gevoel krijgt dat je om gaat vallen ga dan even rustig zitten.

De uiterst langzame wijze van bewegen laat je in contact komen met ieder minutieus aspect van het lopen - de druk van je voet op de vloer, het verminderen van de druk, het omhoog komen van je voet, de beweging van je voet door de ruimte, het bijna aanraken van de vloer, het langzaam neerkomen van je voet etc. Je kunt deze oefening doen in sessies van enkele minuten tot een half uur. Kijk of het mogelijk is om het inzicht en de ruimere, meer aandachtige manier van waarnemen door te laten gaan in je andere activiteiten.

Wanneer je bij jezelf opmerkt dat negatieve gedachten of gevoelens of verontrustende lichaamssignalen op je inwerken is het nuttig om hieraan bijzondere aandacht te schenken. Dit kan heel goed m.b.v. de mini-meditatie die je in les 4 al hebt geleerd. Hieronder tref je een aangepaste versie van deze oefening aan:

3 minuten ademruimte op moeilijke momenten

De volgende stap is het toepassen van de 3 minuten ademruimte op momenten dat je getroffen wordt door een moeilijk gevoel of een negatieve gedachte. Wanneer je merkt dat dit gebeurt pas dan de ademruimte toe met de volgende toegevoegde instructies:

Richt de aandacht naar binnen en merk op wat er gebeurt. Het kan helpen wanneer je met enkele woorden vaststelt welke gedachten, gevoelens of gewaarwordingen de overhand hebben: "ik merk dat ik boos wordt" of " ik voel me verdrietig" of "ik geef mezelf weer op de kop". Kijk of je de automatische neiging om hierin mee te gaan kunt onderbreken.

Breng de aandacht naar de ademhaling. Het kan eventueel helpen om even diep adem te halen en de adem goed door te laten stromen tot onder in de buik. Volg de beweging van je ademhaling en keer zo goed mogelijk terug in het heden. Het kan helpen wanneer je de ademhaling telt.

Breidt je aandacht uit naar de rest van je lichaam. Laat gewaarwordingen of gevoelens van spanning, pijn of onbehagen toe en breng je aandacht daar juist naar toe. Het kan helpen om daar "naartoe te ademen" door je voor te stellen dat de adem naar deze plekken toe stroomt. Wees vooral ook attent op wat je voelt in je gezicht en ogen. Spreek jezelf eventueel toe: "laat maar gebeuren, het is goed wat er is, wat het ook is".

Huiswerk na les 6:

- Doe dagelijks m.b.v. CD 2 de oefening "vijf maal vijf minuten" en kies een oefening van CD 1 die je dagelijks doet.
- Plan 3 maal per dag een "ademruimte" in, die je toepast gedurende de dag. Je kunt deze oefening toepassen op momenten dat je even alleen bent of een pauze hebt.
- Pas de "ademruimte" toe op moeilijke momenten. Doe dit zo vaak mogelijk wanneer je merkt dat je getroffen wordt door vervelende of lastige gevoelens of gedachten.
- Loop-oefening. Kijk of het voor je mogelijk is om de loopoefening een of twee maal per week toe te passen. Je kunt hem thuis doen als "formele" oefening in de plaats van b.v. zitmeditatie. Je kunt hem eventueel ook doen terwijl je een wandeling aan het maken bent, door simpelweg het tempo te vertragen. Je kunt hem zelfs op je werk doen, b.v. wanneer je van je kantoor naar de w.c. gaat etc.
- Huiswerk-formulier invullen. Noteer of je dagelijks hebt geoefend. Schrijf ook eventuele bijzonderheden op zodat we er bij de volgende afspraak over kunnen praten.

Les 7: Vriendelijkheid boven alles

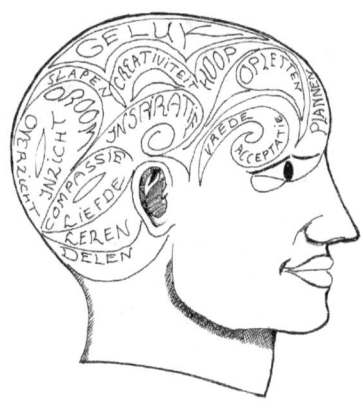

Naarmate we langer met de oefeningen werken gaan we merken dat het niet-oordelen over wat zich voordoet in onze ervaring steeds belangrijker en steeds lastiger wordt. We ontdekken dat het vellen van een oordeel min of meer automatisch plaats vindt voordat we het überhaupt in de gaten hebben en dat we onszelf er later pas op betrappen. Meestal hebben deze oordelen een negatieve lading. Het gebeurt bij de meeste mensen maar zelden dat zij zichzelf op vriendelijke wijze toespreken. Vaak hebben mensen gedurende hun leven geleerd om allerlei negatieve en bestraffende commentaren te leveren op wat ze doen. Deze commentaren nemen vaak de vorm aan van "zie je wel...." waarna er een uitspraak volgt die een bevestiging van een negatief oordeel vormt. We hebben onszelf deze negatieve en beperkende overtuigingen meestal eigen gemaakt zonder het zelf te merken. Pas wanneer we gedurende ons leven vast lopen in bepaalde omstandigheden gaan we ons afvragen wat er aan de hand is.

Tijdens het werken met de oefeningen kunnen allerlei negatieve commentaren en overtuigingen, alsmede ingrijpende of traumatiserende gebeurtenissen en andere gebeurtenissen of omstandigheden die ons hebben geraakt of beïnvloed omhoog borrelen. Wanneer we langere tijd naar binnen kijken zonder externe bronnen van afleiding krijgen de gedachten en gevoelens die liggen te wachten om gezien te worden de kans om tevoorschijn te komen. Misschien willen we dit helemaal niet en kost het ons daardoor moeite om te blijven zitten en de oefening af te maken. Het kan gebeuren dat het werken met de oefeningen na kortere of langere tijd zaken in onszelf omhoog brengt waar we niet blij mee zijn, die we liever vergeten of waarvan we dachten dat we het allang verwerkt hadden.

Dit verzet kan fysieke spanning teweeg brengen en zelfs tot fysieke pijnklachten leiden. Indien je merkt dat dit gebeurt is het goed om dit te bespreken met je therapeut of trainer. Het kan nuttig zijn om via een therapeutisch gesprek of een andere methodiek (bijv. EMDR) specifieke negatieve herinneringen een plek te geven. Veel mensen hebben een ingesleten neiging opgebouwd om vervelende ervaringen weg te moffelen, te verdoezelen, te ontkennen of te rationaliseren. Juist het ontkennen of wegduwen van negatieve gevoelens en ervaringen kan een bron van somberheid, piekeren of andere klachten veroorzaken, waarvan we de oorzaak vaak niet meer kunnen achterhalen. We moeten dus in feite blij zijn dat het werken met de oefeningen ons de kans geeft om te ontdekken wat er nu eigenlijk speelt, ook al is dit in eerste instantie vaak in het geheel niet prettig. Misschien zijn we wel begonnen met mediteren in de hoopvolle verwachting dat we onszelf lichter en opgewekter zouden gaan voelen. Dan is het wellicht teleurstellend om te merken dat er juist negatieve gevoelens omhoog komen. Ook hierbij is het dus belangrijk om een lange-termijn visie in het oog te houden en te beseffen dat het juist positief kan zijn dat de negatieve ervaringen omhoog borrelen. Het verschaft ons immers de kans om met bewuste aandacht naar deze ervaringen te kijken en deze zodoende beter een plek te geven. Ze waren er immers al, alleen we waren ons er niet van bewust. We kunnen gaan accepteren dat deze negatieve ervaringen en gevoelens in ons leven en beschouwen ze niet langer als ongewenste indringers. We kunnen daardoor ook minder last gaan krijgen van wat in psychiatrisch jargon intrusies wordt genoemd: zich plotseling opdringende negatieve gedachten en gevoelens die ons overrompelen op onbewaakte momenten dat we er niet op bedacht zijn, zodat ze ons kunnen verrassen en overspoelen.

Om het onszelf makkelijker te maken om met deze obstakels en hindernissen om te leren gaan is het belangrijk dat we oefenen met een houding van vriendelijkheid en acceptatie naar onszelf. Wanneer we onszelf betrappen op een negatief oordeel of commentaar – in feite dus een bestraffende benadering die we op onszelf toepassen – is het goed om hier een positieve en vriendelijke benadering op toe te passen. We kunnen onszelf in deze positieve en vriendelijke benadering oefenen door het in onszelf uitspreken van positieve intenties, complimenten en onszelf vermeende fouten of misstappen te vergeven. Door te begrijpen en in te zien hoe we zijn gekomen tot negatieve acties - zowel naar onszelf toe als naar anderen – kunnen we de kortzichtige, bestraffende benadering vervangen door een begripvolle, invoelende houding.

Deze verandering van innerlijke attitude zal niet slechts naar onszelf doorwerken, maar ook naar anderen. Hierbij is het belangrijk om een houding van geduld aan te nemen en niet te snel resultaten te verwachten. De bestraffende benadering is immers vaak met de paplepel ingegeven en is zodanig onderdeel van ons systeem gaan uitmaken dat de ingesleten patronen en commentaren die er mee samenhangen keer op keer vanzelf de kop op kunnen steken wanneer we even niet opletten. Je kunt dit vergelijken met het onkruid in een tuin die we trachten te onderhouden. Wanneer we iedere dag even door de tuin heen lopen en het ergste onkruid verwijderen kunnen we de zaak in de hand houden en krijgen de gewassen die we willen cultiveren de kans om te gedijen. Wanneer we echter de tuin verwaarlozen en we komen na een aantal weken of maanden weer terug, dan ontdekken we dat het onkruid weer de overhand heeft gekregen en moeten we opnieuw beginnen. Geduld en dagelijkse oefening kunnen wonderen doen, telkens opnieuw beginnen is altijd zinvol en belangrijk. Zodra we onszelf vertellen dat het geen zin meer heeft om opnieuw te beginnen en dat alles verloren is, dan lopen we ook het risico dat we verloren zijn.

<u>Vragen om bij stil te staan: hoe ga je om met jezelf?</u>

Neem de tijd om over onderstaande vragen na te denken. Wanneer je dit voor jezelf doet kan het zeer behulpzaam zijn om naar aanleiding van iedere vraag iets op te schrijven. Wanneer je in een groep bent kun je in tweetallen opsplitsen en beurtelings de tijd nemen om elkaar te vertellen wat er bij je opkomt. Spreek in dat geval een tijd af met elkaar.

- Ga bij jezelf na of er tijdens het werken met de oefeningen negatieve gevoelens of gedachten, herinneringsbeelden of ervaringen omhoog komen die je lastig of onaangenaam vindt. Neem de moeite om deze kort te noteren. Ga vervolgens na hoe je hier op reageert. Lukt het je om het geduld op te brengen om te blijven zitten en hier met gelijkmoedige aandacht naar te kijken? Op welke plekken in je lichaam voel je fysieke spanning ontstaan wanneer je hierbij stil staat? Welke negatieve oordelen of commentaren komen gewoonlijk automatisch omhoog wanneer je je hiermee bezig houdt? In hoeverre lukt het je om een vriendelijke en vergevingsgezinde houding aan te nemen tegeover jezelf? Wat staat dit in de weg?
- Ga na bij jezelf in hoeverre je geneigd bent om een bestraffende houding aan te nemen tegenover jezelf of anderen. Misschien kun je de wortels van deze bestraffende benadering herleiden tot hoe bepaalde ouders, opvoeders, leerkrachten of andere belangrijke anderen in je omgeving zich naar jou toe opstelden. Leg je er rekenschap van af dat je deze benadering kennelijk hebt overgenomen zonder te beseffen wat de funeste uitwerking ervan zou zijn.
- Ga voor jezelf na hoe je meestal op jezelf reageert en op wat voor wijze je jezelf bekritiseert en toespreekt. Denk aan zaken als je uiterlijk, je functioneren op je werk, je sociale contacten en persoonlijke relaties, je rol als partner, ouder, kind etc.
- Wat voor soort taal gebruik je wanneer je merkt dat je een vergissing begaat of een steek laat vallen? Scheld je jezelf uit of ben je in staat om op een meer begripvolle wijze jezelf toe te spreken?
- Wanneer je een beslissing hebt genomen die verkeerd is uitgepakt, hoe reageer je daar dan achteraf op? Ben je geneigd om jezelf negatief te veroordelen? Hoe lang duurt het voordat je hiervan herstelt en jezelf kunt vergeven? Hoe voelt het wanneer je jezelf bekritiseert?
- Wanneer je bij jezelf iets opmerkt waar je een negatief oordeel over hebt, zie je jezelf dan als een uitzondering op de regel of kun je zien dat jij net zo bent als anderen waar ook het een en ander over op te merken valt? Voel je je met andere woorden afgesneden of geïsoleerd van anderen of kun je juist verbondenheid voelen?
- Wanneer je streng of hard bent voor jezelf hoe uit zich dat dan? Leg je jezelf op enigerlei wijze straf op door jezelf dingen te ontzeggen? Dwing je jezelf tot bepaalde dingen? Geef je jezelf wel eens een compliment ergens voor? Beloon je jezelf wel eens? En zo ja, hoe beloon je jezelf dan?
- Hoe behandel je jezelf wanneer je moeilijkheden ontmoet in je leven? Ben je geneigd om het lijden waaraan je bloot staat te negeren of te ontkennen? Zoek je uitsluitend een oplossing voor het uiterlijke probleem of kun je ook de tijd en aandacht op brengen om jezelf te troosten, om weer op verhaal te komen?

- Besef dat je nu de kans hebt om hier verandering in aan te brengen en dat het simpelweg met een open en vriendelijke aandacht gade slaan wat er in jezelf gebeurt al een zeer heilzame uitwerking kan hebben. Probeer gedurende de dag op te letten in hoeverre je geneigd bent om jezelf of anderen bestraffend toe te spreken en kijk of het mogelijk is dit om te zetten in een vriendelijke, begripvolle benadering.

Schrijfopdracht:

In de volgende schrijfopdracht schrijf je puur en alleen naar jezelf. Spreek met jezelf af dat niemand dit hoeft te lezen, dat je het desnoods vrijwel onmiddellijk weer zult vernietigen. Zoals iedereen kan ook jij bij jezelf wel iets opnoemen dat je als negatief beoordeelt. Iets waarvoor je je schaamt, waarover je je onzeker voelt, of "niet goed genoeg". Ga voor jezelf na wat dit bij jou is. Heb je iets gedaan of gezegd wat niet in goede aarde viel of waarmee je een modderfiguur sloeg? Is er iets gebeurd waardoor je je schaamt of minderwaardig voelt? Denk bijvoorbeeld aan je werk, je persoonlijke relaties, sociale contacten of fysieke verschijning. De oefening bestaat eruit dat je zo eerlijk mogelijk voor jezelf opschrijft welke gevoelens dit bij jou oproept. Geef woorden aan wat je voelt, wat het bij je op roept en hoe je hiermee om gaat.

Denk nu aan een (denkbeeldige) vriend of vriendin die jou onvoorwaardelijk accepteert zoals je bent. Hij / zij is accepterend, vriendelijk, mededogend en is op de hoogte van al je zwakheden, tekortkomingen en misdragingen, zowel als van je positieve kwaliteiten, verworvenheden en talenten. Hij / zij is zich bewust van de menselijke beperkingen die iedereen heeft, is vergevingsgezind en beschikt over de wijsheid om de dingen in een ruimer perspectief te plaatsen en neemt zodoende je voorgeschiedenis, je gezin van herkomst, de omstandigheden waaronder je bent opgegroeid etc. in aanmerking.

Stel je voor dat jij even in de huid kruipt van deze vriend of vriendin en spreek jezelf toe zoals je denkt dat hij / zij dit zou doen. Welk advies kun je jezelf geven? Wat kun je zeggen om deze persoon die jij bent te troosten en aan te moedigen? Hoe kun je pijnlijke gevoelens als schaamte en schuld verzachten?

Schrijf een brief aan jezelf vanuit het perspectief van deze denkbeeldige vriend(in) met betrekking tot de tekortkomingen waarvoor je jezelf veroordeelt. Wat heeft hij / zij je te zeggen vanuit het perspectief van compassie en begrip? Wat kan deze vriend(in) schrijven om ervoor te zorgen dat jezelf beter kunt accepteren zoals je bent? Welke suggesties heeft hij / zij ten aanzien van beslissingen of plannen voor de toekomst? Je kunt deze brief voor jezelf wegleggen en hem weer tevoorschijn halen op een moment dat je het echt moeilijk hebt.

<u>Huiswerk na les 7:</u>

- Doe dagelijks m.b.v. CD 2 de oefening "vijf maal vijf minuten" en kies een oefening van CD 1 die je dagelijks doet.
- Pas een aantal malen per dag een "ademruimte" toe, met name op moeilijke momenten. Je kunt deze oefening tevens toepassen op momenten dat je even alleen bent of een pauze hebt.
- Doe minimaal 2 of 3 maal de oefening "vriendelijkheid" van CD 2
- Ga voor jezelf na in hoeverre en wanneer je een negatieve, bestraffende benadering toepast. Lees de in deze les beschreven oefeningen goed door, denk hierover na en doe de schrijfopdracht voor jezelf thuis.
- Huiswerkformulier invullen. Noteer of je dagelijks hebt geoefend. Schrijf ook eventuele bijzonderheden op zodat we er bij de volgende afspraak over kunnen praten.

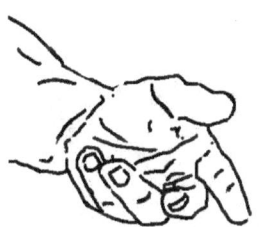

Les 8: Juist wanneer het moeilijk wordt

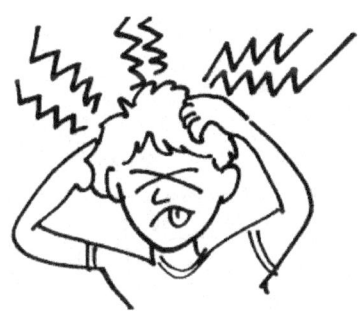

Stel je voor dat je op een mooie zondagochtend in de lente wakker wordt, je heb heerlijk geslapen en je leven loopt naar wens. Je voelt je gelukkig en je hoeft je nergens zorgen over te maken. Op dat soort momenten is het in principe niet moeilijk om te gaan zitten en een mindfulness-oefening te doen. Op een ochtend als deze lukt een oefening altijd. Stel je nu het tegenovergestelde voor: Het is een grijze maandagochtend en je moet voor dag en dauw opstaan. Het is koud buiten en je ziet op tegen de week. De dingen lopen tegen, je bent somber en hebt hoofdpijn. Je zou willen dat je in bed kon blijven liggen, dat je je kon verschuilen onder de dekens voor de week die er op je af komt. Zou het je op zo een moment lukken om te gaan zitten en formeel een oefening te doen? Het zal waarschijnlijk in ieder geval een stuk lastiger zijn. Maar misschien is een oefening op een dergelijk moment wel des te effectiever! De doelstelling van deze training, zoals aan het begin van dit werkboek geformuleerd, is dat je in staat bent om mindfulness toe te passen op de moeilijke momenten, de momenten waarop je anders misschien geneigd bent om af te haken.

Wanneer we enige tijd bezig zijn om mindfulness in het dagelijks leven toe te passen lopen we nog altijd – of misschien juist wel meer dan voorheen - gedurende de dag tegen moeilijke momenten aan. Juist deze momenten kunnen leerzaam of vruchtbaar blijken te zijn wanneer we er met gerichte aandacht naar kunnen kijken in plaats van ze te willen vermijden of zo snel mogelijk vergeten. Vanuit het perspectief van mindfulness zijn dit misschien wel de vruchtbaarste momenten.

Wat maakt een specifiek moment of een specifieke situatie zo moeilijk? Meestal is dat de aanwezigheid van verstorende emoties of gevoelens. Te denken valt aan kwaadheid, verdriet, verbittering, vernedering, machteloosheid etc. En het is vaak niet eens zozeer de emotie op zich als wel onze reactie daarop. Het kan zijn dat we een oordeel hebben over onszelf ("mannen huilen niet") of dat we een dermate nare ervaring hebben opgelopen dat we onbewust de beslissing hebben genomen om dit nooit meer te willen voelen ("dat nooit meer"). Zulke reacties leiden ertoe dat we stukjes van onze ervaring "onteigenen", afsplitsen of proberen kwijt te raken. We hebben de ervaring misschien opgeborgen in een (denkbeeldig) laatje, het laatje zorgvuldig gesloten en het sleuteltje weg gegooid. Althans, dat dachten we! Op een onbewaakt moment gedurende de dag of tijdens het mediteren kan het gebeuren dat dit soort weggestopte of ongewenste ervaringen zomaar ineens weer de kop op steken. Wat dan?

Vanuit de mindfulness benadering is het de kunst om de ervaring (het herinneringsbeeld of de gedachte) er te kunnen laten zijn zonder erdoor meegesleept te raken of er anderszins op te reageren. Wanneer we erdoor meegesleept worden, raken we gevangen in de gebruikelijke keten van associaties, reacties en gedachten die gewoontegetrouw aan deze specifieke ervaring is gekoppeld.

Neem het voorbeeld van iemand die ooit bijna is verdronken. De herinnering hieraan kan bijvoorbeeld de angst en paniek van dat moment weer volledig teweeg brengen. Wanneer we hierdoor meegenomen worden kunnen we in een onplezierige herbeleving terecht komen. De automatische reactie hierop is om dit te willen vermijden. Er ontstaat dan een soort schermutseling in ons eigen brein: de ervaring dient zich aan en we beginnen bijvoorbeeld krampachtig pogingen te doen om ergens anders aan te denken. Op dit punt is het zinvol om een fundamenteel inzicht in de werking van de menselijke geest onder woorden te brengen:

Hoe meer we een (innerlijke) ervaring proberen te vermijden of onderdrukken, hoe meer invloed deze ervaring zal krijgen op ons functioneren. De weg gedrukte of afgesplitste ervaring is altijd schadelijker dan de ervaring waarvan we ons bewust zijn.

Het is niet zo heel moeilijk om dit te begrijpen. Wanneer we een ervaring onderdrukken of vermijden dan zal deze ervaring ondergronds haar werk gaan doen. Denk aan het gedicht "De herberg". De gasten die we niet willen ontvangen en de deur wijzen zijn we niet zomaar kwijt. Ze zullen voor de deur blijven hangen, ons lastig gaan vallen en telkens opnieuw pogingen doen om binnen te komen. Dan moeten we ze iedere keer opnieuw de deur uitzetten, hetgeen irritatie en vermoeidheid teweeg gaat brengen. Het kan op die manier een eindeloze strijd worden. En een eindeloze strijd is precies waar de mensen over klagen die met chronische angst of depressie worstelen.

Het kijken naar ongewenste of moeilijke ervaringen vereist echter training. Hopelijk en waarschijnlijk heb je in de loop van deze cursus hier al enige ervaring mee opgedaan. Het is de kunst om dit soort ervaringen te laten opkomen, er te laten zijn zonder ons ertegen te verzetten, zonder ons erdoor te laten meeslepen, met zo min mogelijk overbodige reacties. De aandacht voor de ademhaling en het lichaam is hierbij een onmisbaar hulpmiddel. Door onszelf simpelweg te trainen in het waarnemen van de ademhaling kunnen we onszelf voorbereiden voor de momenten dat we werkelijk op de proef worden gesteld. Je ademhaling is je reddingsboei wanneer je dreigt te verzuipen. Die reddingsboei is altijd dichtbij, je hoeft (bij wijze van spreken) slechts je arm uit te strekken en je hebt 'm al te pakken.

<u>Oefening: Kijken naar een moeilijkheid (15 minuten)</u>

Onderstaande oefening kun je doen wanneer je het gevoel hebt dat iets je dwars zit. In plaats van de ervaring te vermijden of te onderdrukken kun je er eens de tijd voor nemen om er met aandacht naar te kijken. Neem om te beginnen niet een gebeurtenis of situatie die heel heftig op je in hebben gewerkt. Begin met een relatief eenvoudige en niet al te schokkende gebeurtenis. Na hiermee wat geoefend te hebben kun je oefenen met complexere of heftigere situaties.

Ga zitten met een rechte rug en richt je aandacht naar binnen.
Neem even de tijd om notitie te nemen van je innerlijke toestand: de gevoelens, gedachten en fysieke gewaarwordingen die er al zijn. Vervolgens richt je je aandacht op de fysieke gewaarwordingen van de ademhaling. Voel hoe de adem bij je neus en mond je lichaam binnenkomt en naar binnen stroomt, hoe de ademhaling zich omdraait en hoe de adem je lichaam weer verlaat.
Merk op of je adem wel echt door stroomt tot onder in je buik en of deze misschien hogerop, bijv. in de borstkas blijft steken. Laat zo goed mogelijk de adem doorstromen tot onder in de buik.
Gedurende de eerste 5 minuten van deze oefening doe je niets anders dan met je aandacht de fysieke gewaarwordingen van het ademen zo goed mogelijk waar te nemen. Wanneer je opmerkt dat je aandacht afdwaalt dan kun je jezelf hiervoor een compliment geven ("goed dat ik dit heb opgemerkt") om vervolgens je aandacht op een vriendelijke wijze weer terug te brengen naar de ademhaling.
Na ongeveer 5 minuten richt je je aandacht op een recente gebeurtenis die op de een of andere manier moeilijk, verontrustend of onplezierig is geweest. Neem om te beginnen niet een hele schokkende gebeurtenis maar begin met een situatie die een matige graad van moeilijkheid heeft. Denk bijvoorbeeld aan een berisping door je leidinggevende, een meningsverschil met een collega of vriend, een vervelend incident in het verkeer of in een winkel.
Kies een concrete scene of situatie die de moeilijkheid en de bijbehorende spanning en emoties het beste weergeeft: Waar ben je, met wie, wat voor dag is het, hoe ziet de omgeving eruit? Wat gebeurt er in die situatie? Neem de betreffende gebeurtenis zo gedetailleerd mogelijk voor ogen en let daarbij op welke reacties dit in je oproept. Let daarbij met name op de lichamelijke sensaties en reacties die hierdoor worden opgeroepen. Neem deze met aandacht waar terwijl je tegelijkertijd het contact met de ademhaling ervaart.
Neem de tijd om het met aandacht bekijken van deze situatie op je in te laten werken. Misschien wil je specifieke gevoelens, beelden of associaties nog wat nader onderzoeken. Wanneer je opmerkt dat je afdwaalt van deze instructie keer je weer terug naar de waarneming van de ademhaling en het lichaam.
Sluit de oefening af door de laatste minuut geen enkele instructie meer toe te passen. Blijf eenvoudigweg nog even zitten en doe helemaal niets. Na afloop wil je misschien nog even gaan liggen om het geheel wat te laten doorwerken in je ervaring. Neem de tijd!

Het leren omgaan met moelijke momenten is een van de belangrijkste doelstellingen van de training. Het is niet zo moeilijk om mindfulness toe te passen wanneer alles goed gaat, wanneer je je prettig voelt, wanneer er geen zaken zijn die je dwars zitten. Anders wordt het wanneer er dingen gebeuren waar je niet mee om kan gaan, die je uit balans brengen en die er mogelijk toe leiden dat je in je valkuilen terecht komt. Mensen doen soms allerlei dingen om de gevoelens die er bij hen boven komen te ontlopen of te onderdrukken. Dit kan variëren van het simpele zoeken naar afleiding tot het onverantwoord gebruik van verdovende middelen. Nogmaals: hset is dus juist belangrijk om mindfulness te kunnen toepassen op de momenten dat je er misschien het minste zin in hebt.

Opdracht:
Ga voor jezelf na op welke momenten je het minst zin hebt om met mindfulness aan de slag te gaan. Inventariseer deze momenten eens, wat gebeurt er, welke gevoelens en gedachten heb je en hoe ga je hier in de praktijk mee om? Kijk of het mogelijk is om juist op deze momenten een korte adempauze in te lassen.

Huiswerk na les 8:

- Oefen naar eigen keuze gedurende minimaal 45 minuten per dag. Kies zelf de oefeningen uit waarmee je het liefste werkt. Bepaal ook zelf of je de oefening met of zonder CD wilt doen. Je kunt bijv. 2 maal op verschillende tijdstippen doen of een maal een langere meditatie.
- Kijken naar een moeilijkheid. Doe in ieder geval een maal gedurende deze week de oefening "Kijken naar een moeilijkheid" van CD 2 als onderdeel van je dagelijkse formele oefentijd.
- Plan 3 maal per dag een "ademruimte" in, die je toepast gedurende de dag. Je kunt deze oefening toepassen op momenten dat je even alleen bent of een pauze hebt.
- Pas de "ademruimte" toe op moeilijke momenten. Doe dit zo vaak mogelijk wanneer je merkt dat je getroffen wordt door vervelende of lastige gevoelens of gedachten.
- Huiswerk-formulier invullen. Noteer of je dagelijks hebt geoefend. Schrijf ook eventuele bijzonderheden op zodat je er bij de volgende bijeenkomst over kunt praten.

Les 9: Hoe kan ik voor mezelf zorgen?

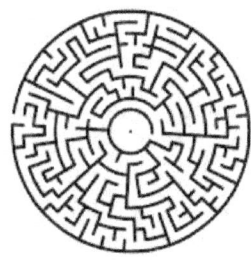

Je bent bijna bij het eind van deze training gearriveerd. Dat betekent dat je je nu zult moeten voorbereiden op het feit dat je zo direct op eigen kracht (wanneer je dat wilt) mindfulness in je dagelijks leven gaat toepassen. Tot nu toe had je de steun van deze training en kon je vragen en problemen bespreken wanneer dat nodig was. Straks zul je het grotendeels zelf moeten gaan doen. Hopelijk ben je er inmiddels in geslaagd om een dagelijkse routine in gang te zetten. Dit is enerzijds misschien wel het meest noodzakelijke, anderzijds voor veel mensen vaak het moeilijkste gedeelte van de training. Het is daarbij opnieuw belangrijk om nog eens stil te staan bij het onderscheid tussen formeel oefenen en informeel oefenen.

Formeel oefenen

Formeel oefenen doe je wanneer je gaat zitten om te mediteren op je kussentje of stoel of andere plek die je speciaal geprepareerd hebt voor dit doeleinde. Je wordt aangeraden om hiervoor een speciale plek in je huis of kamer te reserveren en die plek ook uitsluitend te gebruiken voor dit doeleinde. Waarom? De mens is een gewoontedier. Wanneer jouw brein heeft geleerd om deze ene plek voor dit ene doeleinde te benutten zul je minder snel in de verleiding komen om, wanneer je hier plaats neemt, je met andere activiteiten te gaan bezig houden.

Spreek met jezelf van tevoren af hoe lang je wilt blijven zitten om te mediteren. De meeste mensen hebben een favoriete vaste tijdsduur, bijvoorbeeld 20 minuten, een half uur, drie kwartier of zelfs een uur. Wanneer je deze zelfde tijdsduur met regelmaat aanhoudt stelt je brein zich erop in om gedurende die tijd ook te blijven zitten en oefenen (net zoals je brein zich instelt op een vaste slaaptijd, wanneer je iedere ochtend omstreeks dezelfde tijd de wekker zet). Wanneer je formeel gaat oefenen zet je alle andere activiteiten die mogelijk of gewenst zijn even aan de kant, in ieder geval gedurende de tijdsduur die je met jezelf hebt afgesproken. Dat betekent geen mobiele telefoons, computerschermen, TV, video of andere apparatuur binnen handbereik. Het is wel handig om een klok of wekkertje binnen oogbereik te hebben zodat je met een oogopslag kunt zien hoe lang je hebt gemediteerd.

Wanneer je bijvoorbeeld gewend bent om een half uur te mediteren dan blijf je gedurende dat halve uur ook zitten, wat er ook gebeurt (tenzij je plotseling nodig naar de toilet moet of onwel wordt om een andere dringende reden natuurlijk). Streef geen resultaten na maar mediteer gewoon zo goed en zo kwaad als het gaat. Evalueer je ervaring zo min mogelijk. Waarom? Evalueren betekent vergelijken en dit is een denkactiviteit die is gebaseerd op de ingesleten patronen in je geest. Zodra je gaat evalueren ben je aan het denken en aan het oordelen en creëer je een barrière naar je directe ervaring. Mindfulness betekent contact maken met je directe ervaring zonder tussenkomst van denkbeelden of oordelen. Het kan best zijn dat je gedurende je formele meditatie denkt "Ik bak er niets van. De gedachten jagen door mijn hoofd en het voelt helemaal niet fijn zo." Dat betekent nog niet dat je meditatie zinloos is. In tegendeel, het kan heel goed zijn dat je je er voor het eerst zo duidelijk van bewust bent hoe indringend en sterk die denkactiviteit wel niet is. Wanneer je opstaat en de dagelijkse routine weer ingaat is er ongetwijfeld een subtiele verandering opgetreden waarvan je je misschien niet eens bewust bent.

Informeel oefenen

Informeel oefenen doe je op ieder moment van de dag dat je eraan wordt herinnerd om dit te doen. Wanneer je het formeel oefenen als een vaste routine in je dagelijks leven hebt opgenomen wordt het een stuk makkelijker om gedurende de dag momenten van mindfulness in te bouwen. Je kunt met je aandacht terug keren bij je ademhaling of de waarneming van je lichaam op ieder moment van de dag. Bijvoorbeeld op de volgende momenten:

- Wanneer je 's ochtends wakker wordt.
- Wanneer je achter het stuur kruipt, voordat je de auto start.
- Wanneer je in de supermarkt in de rij moet staan voor de kassa.
- Wanneer je in de lunchpauze van je werk even een luchtje schept.
- Wanneer je een kopje koffie drinkt.
- Wanneer je TV kijkt.
- Wanneer je je tanden poetst.
- Wanneer je eten klaar maakt.
- Wanneer je op het toilet bent.

Informeel oefenen is zeer belangrijk omdat je het altijd en overal kunt toepassen. Wanneer je uitsluitend formeel oefent en het informele oefenen over slaat dan zul je slechts gedeeltelijk de vruchten plukken die mindfulness je te bieden heeft. Wanneer je besluit dat informeel oefenen volstaat en dat het voor jou niet nodig is om formeel te oefenen dan hou je jezelf voor de gek. Het is net zoiets als besluiten dat jouw auto geen olieverversing meer nodig heeft. Natuurlijk kun je nog heel lang doorrijden zo, maar er zal een moment komen dat de motor vast loopt. Formeel oefenen en informeel oefenen zijn dus beide even belangrijk maar met het informele oefenen bouw je min of meer voort op de basis die je met het formele oefenen legt.

Oefenen op moeilijke momenten

Er is nog een derde vorm van oefenen die voortbouwt op zowel formeel als informeel oefenen. Dit is mindfulness toepassen op moeilijke momenten. Bij moeilijke momenten moet je denken aan het soort situaties waarbij je normaal gesproken misschien zou denken "nu even geen mindfulness, dit is veel te moeilijk". Al die situaties dus, die je voorheen misschien als een excuus zou hanteren om vooral geen mindfulness toe te passen omdat je het leven al moeilijk genoeg vindt. Voorbeelden zijn:

- Wanneer je in de stoel van de tandarts ligt en de boor begint te draaien.
- Wanneer je voelt dat je een woedeuitbarsting dreigt te krijgen.
- Wanneer je overweldigd wordt door negatieve gedachten.
- Wanneer je een paniekaanval krijgt.
- Wanneer je te horen krijgt dat je partner je dreigt te verlaten.
- Wanneer je een aanrijding hebt veroorzaakt.
- Wanneer je het helemaal gehad hebt en denkt " nu een borrel".
- Wanneer je het niet meer ziet zitten.

Omdat het toepassen van mindfulness op moeilijke momenten uiteraard de grootste uitdaging is, is het belangrijk dat je een goede basis hebt gelegd met behulp van het formele en informele oefenen. Ook bij het toepassen van mindfulness op moeilijke momenten zul je waarschijnlijk de neiging hebben om gedachten te hebben als "dit werkt niet" of "er verandert toch niets" of "nu even niet". Laat je ook en vooral op deze momenten niet van de wijs brengen door deze automatische innerlijke commentaren. Het doen van een oprechte poging om aandachtig te zijn, om de aandacht bijvoorbeeld terug te brengen bij de ademhaling heeft altijd een bepaald effect, hoe schijnbaar gering of onmerkbaar ook. Ook hierbij is het belangrijk om niet op het resultaat te letten. Een hulpmiddel zul je hierbij uitstekend kunnen gebruiken: je ademhaling. De ademhaling is je reddingsboei, wat er ook gebeurt. Hoe moeilijk, onhoudbaar, pijnlijk, onacceptabel, schrijnend of verscheurend de situatie ook is, je kunt altijd met je aandacht terug keren bij de ademhaling. En het heeft altijd zin om dit te doen, ook al is het resultaat niet wat je van tevoren had bedacht. De zgn. drie minuten oefening is overigens een uitstekende tussenvorm tussen formeel en informeel oefenen. Maak hiervan zo vaak mogelijk gebruik!

Terugval voorkomen

Je bent waarschijnlijk aan deze training begonnen vanuit de wens om verlost te worden van bepaalde klachten. Sommige mensen hebben een patroon ontwikkeld in hun leven waarbij negatieve stemmingen en sombere buien steeds terugkeren. Andere mensen hebben last van steeds terug kerende gedachten en kunnen niet stoppen met malen. Weer anderen hebben angstklachten die hen ervan weerhouden om het leven te leiden zoals zij dat zouden willen. Vaak is er sprake van een combinatie van stemmingsklachten, spanningsklachten, angstklachten en andere elementen. Voor ons allemaal geldt dat negatieve of ongewenste patronen in meer of mindere mate ingesleten zijn geraakt in ons brein. Deze patronen liggen klaar om geactiveerd te worden zodra de juiste prikkel of situatie zich aandient. Vaak kunnen we van tevoren al waarnemen wanneer dergelijke patronen geactiveerd dreigen te raken. Het zijn soms bekende situaties waarvoor we overgevoelig of allergisch zijn geraakt. Iedereen heeft dit soort situaties in zijn of haar leven. Voorbeelden van dergelijke situaties kunnen zijn:

- Falen of zakken voor een examen.
- Ontslagen worden op je werk.
- Afgewezen worden door een geliefde.
- Te weinig geld hebben om iets te betalen.
- Iets belangrijks vergeten hebben.

- Een uitbrander krijgen van je baas.
- Het weekend alleen moeten doorbrengen.
- Ruzie krijgen met belangrijke personen in je leven.

De meesten van ons reageren op een dergelijke situatie of een opeenstapeling van negatieve gebeurtenissen met dezelfde reacties Aan deze reacties kun je merken dat je weer terug dreigt te vallen in oude patronen. Het is belangrijk om deze voorbodes van terugval tijdig waar te nemen. Voorbeelden van dergelijke reacties zijn:

- Chronisch geïrriteerd raken.
- De wens voelen om in bed te blijven liggen.
- De post niet meer open willen maken.
- Je heil zoeken in eetbuien, gokgedrag of consumptie van bijv. alcohol of drugs.
- De neiging hebben om jezelf sociaal te isoleren.
- Verandering van slaap- of eetgewoonten.
- Hardnekkige spanningsklachten zoals rug, nek of hoofdpijn.

Wanneer je dergelijke, voor jou typerende reacties, bij jezelf hebt waargenomen kun je een poging doen om je hierdoor niet mee te laten slepen zodat je niet opnieuw in de gebruikelijk neerwaartse spiraal terecht hoeft te komen. Wat kun je hiervoor doen?

- Pas consequent mindfulness toe, door zowel formeel als informeel te oefenen.
- Pas mindfulness toe op moeilijke momenten.
- Ga na welke activiteiten jou kunnen helpen om een positieve stemming of een goed gevoel te hervinden. Voorbeelden zijn wandelen, tuinieren, muziek luisteren, lezen, goede vrienden opzoeken etc. Geef deze positieve activiteiten een duidelijke plek in je dagelijks leven.
- Maak contact met belangrijke anderen over de zaken die je dwars zitten. Het klinkt misschien heel afgezaagd, maar het is een onmiskenbare waarheid: PRATEN HELPT.

Huiswerk na les 9:

- Oefen naar eigen keuze gedurende minimaal 45 minuten per dag. Kies zelf de oefeningen uit waarmee je wilt werken. Bepaal ook zelf of je de oefening met of zonder CD wilt doen. Je kunt bijv. 3 maal 15 minuten op verschillende tijdstippen doen of een maal een langere meditatie.
- Maak een terugval preventieplan. Maak een lijst met signalen die bij jou voorbodes van een terugval kunnen zijn. Maak eveneens een lijst met activiteiten die je dan kunt ondernemen. Bespreek dit met je partner, familieleden of vrienden. Vraag hen je eraan te herinneren wanneer zij bij jou de genoemde tekenen waarnemen.
- Plan 3 maal per dag een "ademruimte" in, die je toepast gedurende de dag. Je kunt deze oefening toepassen op momenten dat je even alleen bent of een pauze hebt.
- Pas de "ademruimte" toe op moeilijke momenten. Doe dit zo vaak mogelijk wanneer je merkt dat je getroffen wordt door vervelende of lastige gevoelens of gedachten.
- Vul het huiswerk-formulier dagelijks in.

Les 10: Op eigen kracht verder

Neem de tijd om eens terug te kijken naar de manier waarop je aan deze training bent begonnen. Je had waarschijnlijk bepaalde klachten of problemen waar je iets aan wilde doen, of waarvan je verlost wilde worden. Je had bepaalde verwachtingen van de training, of misschien begon je eraan met een laconieke houding van "ik zie wel wat het me brengt". Indien je deze tiende zitting van de training bij woont moet er iets zijn geweest wat heeft gemaakt dat je er mee door bent gegaan, ondanks het feit dat het misschien niet altijd makkelijk is geweest of met je verwachtingen is overeen gekomen. Sta vervolgens eens stil bij wat er van je verwachtingen terecht is gekomen. Ongetwijfeld is er een en ander veranderd, maar wat en hoe? Merk je zelf veranderingen? Of is het misschien zo dat personen in je nabije omgeving subtiele veranderingen opmerken? Een van de deelnemers aan de cursus merkte bijvoorbeeld op dat zijn vrouw had gemerkt dat hij vaker glimlachte en haar bij thuiskomst een kus gaf, iets dat hij voorheen bijna nooit had gedaan.

Kijk eens vooruit en vraag je af wat je nodig hebt om in de nabije en verre toekomst mindfulness in het dagelijks leven te kunnen toepassen. Indien je er tegenop ziet om op eigen kracht verder te gaan kun je aansluiting proberen te vinden bij een groep die regelmatig mediteert. Wees je ervan bewust dat veel van deze groepen gebaseerd zijn op een bepaalde leer, ideologie of geloofsrichting. Het is dus belangrijk dat je je ergens thuis voelt. In deze training heeft de nadruk vrijwel uitsluitend gelegen op de praktische aspecten van het werken met mindfulness. De resultaten van wetenschappelijk onderzoek en recente inzichten op het gebied van de neurowetenschappen zijn daarbij steeds cruciaal geweest. Het is niet nodig om iets te geloven of een bepaalde leer aan te hangen om mindfulness te kunnen toepassen. Mindfulness is helemaal hier en nu, praktisch toepasbaar en volkomen op je eigen ervaring gebaseerd. Door zelf te onderzoeken, nieuwsgierig te zijn, vragen te stellen en niets voor zoete koek aan te nemen kun je het snelst ontdekken of mindfulness jou iets te bieden heeft of niet.

<u>Een valkuil:</u>

Een valkuil waar je gemakkelijk in kunt vallen is het idee dat je misschien wel geen formele beoefening meer nodig hebt. Sommige mensen denken dat ze hun formele beoefening wel even kunnen inbouwen in een dagelijkse bezigheid die ze sowieso moeten doen. Ze doen een bodyscan terwijl ze televisie kijken of doen de zitmeditatie wel even in de bus van werk naar huis. Dit is geen formele maar informele beoefening.

Formeel oefenen blijft min of meer noodzakelijk, vooral in moeilijke tijden. En het valt aan te raden om niet te wachten totdat moeilijkheden zich voordoen alvorens misschien opnieuw een begin te maken met het formele oefenen.

Je bent in principe op jezelf aangewezen bij het toepassen van mindfulness in je dagelijks leven. Waarschijnlijk ben je aan deze training begonnen vanuit een behoefte om van bepaalde klachten verlost te worden. Mogelijk is dit het geval, mogelijk ook niet. Maar inmiddels zul je je waarschijnlijk realiseren dat het niet nodig, ja zelfs jammer is, om te wachten totdat nieuwe klachten zich openbaren voordat je weer start met oefenen. Wanneer je de principes die je in deze training hebt geleerd consequent blijft toepassen en wanneer je dagelijks blijft oefenen zal het leven er misschien niet meteen makkelijker op worden maar in ieder geval wel rijker, boeiender en meer bevredigend.

<u>Om welke principes gaat het eigenlijk?</u>

- Het is altijd beter en vruchtbaarder om de werkelijkheid van je situatie onder ogen te zien dan je ervoor af te sluiten.
- Probeer zo min mogelijk te oordelen over je eigen ervaring en die van anderen.
- Tracht om vriendelijk en geduldig te blijven, niet uitsluitend naar anderen toe, maar vooral en in de eerste plaats ook naar jezelf.
- Probeer iedere ervaring met aandacht en respect te benaderen hoe moeilijk of pijnlijk deze ook is.
- Gebruik je verstand maar vergeet niet om naar je lichaam te luisteren. Vooral wanneer je in verwarring bent of voor moeilijke beslissingen staat is het goed om bij jezelf te rade te gaan.
- Streef geen bijzondere ervaringen in de toekomst na maar stel je open voor de bijzondere ervaring die dit moment te bieden heeft.
- Wanneer negatieve of teleurstellende ervaringen zich voordoen in je leven, sluit je er dan niet voor af maar tracht de ervaring met aandacht en actieve acceptatie tegemoet te treden.
- Wees je ervan bewust dat iedere poging om mindfulness toe te passen (formeel of informeel) een bepaalde uitwerking heeft, hoe klein ook. Vertrouw hierop!
- Realiseer je dat mindfulness niet een techniek is die je af en toe toepast maar een levenshouding is, waar je geleidelijk aan steeds meer in groeit.
- Ieder moment is uniek en onherhaalbaar, ga dus zorgvuldig om met je tijd.
- Vat de dingen die je overkomen niet al te persoonlijk op. Anderen hebben hun eigen dromen, illusies, emoties en verlangens die meestal niets met jou van doen hebben.
- Je hoeft jezelf niet op te hemelen, maar je hoeft jezelf ook niet naar beneden te halen. Weet dat jij net zo waardevol en belangrijk bent als ieder ander.

Je kunt mindfulness toepassen op alle momenten van je leven. De kunst is alleen om jezelf hier tijdig aan te herinneren. Voor we het weten worden we meegezogen door allerlei prikkels en omstandigheden. Probeer mindfulness bijvoorbeeld toe te passen op de volgende momenten:

- Wanneer je wakker wordt. Adem een paar keer bewust in en uit alvorens uit bed te stappen en aan de dag te beginnen.
- Wanneer je eet of drinkt. Wees je volledig bewust van je zintuigen, proef en ruik met aandacht.
- Wanneer de telefoon gaat. Laat de telefoon desnoods bewust een paar keer over gaan alvorens hem op te nemen.
- Wanneer je ergens in de rij staat. Benut de momenten die je worden gegeven bij het wachten om even de aandacht naar binnen te richten.
- Wanneer je merkt dat je gehaast bent en begint te jagen. Neem even de tijd om stil te staan en je ademhaling en lichaam te voelen.
- Wanneer je geïrriteerd raakt. Neem even de tijd om te voelen wat de irritatie doet met je ademhaling en met je lichaam.
- Wanneer je de behoefte voelt om aan een bepaalde situatie te ontsnappen. Neem even de tijd om waar te nemen welk aspect van je ervaring het is waar je aan wilt ontsnappen. Wat doet dat met je?
- Wanneer je merkt dat je in jezelf een negatieve boodschap of gedachte aan het herhalen bent. Misschien vertel je jezelf dat je een sukkel of een waardeloos persoon bent, misschien vertel je jezelf dat het leven geen zin heeft. Wees je ervan bewust dat je de inhoud van deze gedachten niet serieus hoeft te nemen, dat het slechts een gedachte is.
- Wanneer je jezelf aan het pushen bent en je eigen grenzen niet respecteert. Keer terug naar je ademhaling en neem de tijd weer met je aandacht bij jezelf te komen.
- Wanneer je het moeilijk krijgt en denkt "nu even niet, dit is veel te moeilijk om ook nog aandachtig te zijn". Juist dan is het moment aangebroken om mindfulness toe te passen. Bedenk: Je ademhaling is je reddingsboei, wat er ook gebeurt!

<u>Huiswerk voor de rest van je leven:</u>

- Trek dagelijks tijd uit om formeel te oefenen. Onderschat niet hoe belangrijk het is om dit te blijven doen. Doe dit minimaal drie kwartier per dag.
- Pas de drie minuten ademruimte dagelijks een aantal malen toe.
- Probeer op zoveel mogelijk momenten mindfulness in het dagelijks leven toe te passen, vooral op die momenten waarop zich moeilijkheden voordoen.
- Ontwikkel in jezelf een grondhouding naar jezelf en anderen van vriendelijkheid, geduld, aandacht, respect en toenadering.
- Kies bepaalde routine-activiteiten uit die je dagelijks met aandacht kunt doen.
- Wees bedacht op signalen van terugval. Zorg ervoor dat je niet terug grijpt op "oude oplossingen" die geen oplossing zijn maar het probleem vaak verergeren.
- Zoek eventueel aansluiting bij een groep die regelmatig mediteert, waar je je bij thuis voelt.
- Laat je inspireren door teksten, boeken, video's etc. die hierbij aansluiten.

Huiswerkformulieren

Huiswerkformulier les 1		
Dag / datum	Oefeningen □→■	Observaties / commentaar
	☐ Ademhaling 1 ☐ Ademhaling 2 ☐ Routineacitviteit	
	☐ Ademhaling 1 ☐ Ademhaling 2 ☐ Routineacitviteit	
	☐ Ademhaling 1 ☐ Ademhaling 2 ☐ Routineacitviteit	
	☐ Ademhaling 1 ☐ Ademhaling 2 ☐ Routineacitviteit	
	☐ Ademhaling 1 ☐ Ademhaling 2 ☐ Routineacitviteit	
	☐ Ademhaling 1 ☐ Ademhaling 2 ☐ Routineacitviteit	
	☐ Ademhaling 1 ☐ Ademhaling 2 ☐ Routineacitviteit	

Huiswerkformulier les 2		
Dag / datum	Oefeningen □⟶■	Observaties / commentaar
	□ Ademhaling □ Bodyscan □ Routineacitviteit □ Eten met aandacht	
	□ Ademhaling □ Bodyscan □ Routineacitviteit □ Eten met aandacht	
	□ Ademhaling □ Bodyscan □ Routineacitviteit □ Eten met aandacht	
	□ Ademhaling □ Bodyscan □ Routineacitviteit □ Eten met aandacht	
	□ Ademhaling □ Bodyscan □ Routineacitviteit □ Eten met aandacht	
	□ Ademhaling □ Bodyscan □ Routineacitviteit □ Eten met aandacht	
	□ Ademhaling □ Bodyscan □ Routineacitviteit □ Eten met aandacht	

Huiswerkformulier les 3

Dag / datum	Oefeningen □→■	Observaties / commentaar
	□ Bodyscan □ Adem en lichaam □ Routineacitviteit □ Prettige gebeurtenis	
	□ Bodyscan □ Adem en lichaam □ Routineacitviteit □ Prettige gebeurtenis	
	□ Bodyscan □ Adem en lichaam □ Routineacitviteit □ Prettige gebeurtenis	
	□ Bodyscan □ Adem en lichaam □ Routineacitviteit □ Prettige gebeurtenis	
	□ Bodyscan □ Adem en lichaam □ Routineacitviteit □ Prettige gebeurtenis	
	□ Bodyscan □ Adem en lichaam □ Routineacitviteit □ Prettige gebeurtenis	
	□ Bodyscan □ Adem en lichaam □ Routineacitviteit □ Prettige gebeurtenis	

Les 3: Logboek prettige gebeurtenissen

Ervaring	Lichamelijke sensaties	Gedachten	Gevoelens
Bijvoorbeeld: Ik ontmoet een oude vriend op straat	Warm gevoel in mijn hartstreek	Wat fijn om hem weer eens te zien!	Toegenegenheid

Huiswerkformulier les 4		
Dag / datum	Oefeningen □——■	Observaties / commentaar
	□ Adem en lichaam □ Adem en geluid □ Onprettige gebeurtenis □ □ □ Ademruimte	
	□ Adem en lichaam □ Adem en geluid □ Onprettige gebeurtenis □ □ □ Ademruimte	
	□ Adem en lichaam □ Adem en geluid □ Onprettige gebeurtenis □ □ □ Ademruimte	
	□ Adem en lichaam □ Adem en geluid □ Onprettige gebeurtenis □ □ □ Ademruimte	
	□ Adem en lichaam □ Adem en geluid □ Onprettige gebeurtenis □ □ □ Ademruimte	
	□ Adem en lichaam □ Adem en geluid □ Onprettige gebeurtenis □ □ □ Ademruimte	
	□ Adem en lichaam □ Adem en geluid □ Onprettige gebeurtenis □ □ □ Ademruimte	

Les 4: Logboek onprettige gebeurtenissen

Ervaring	Lichamelijke sensaties	Gedachten	Gevoelens
Bijvoorbeeld: Ik ontmoet een oude vriend op straat	Warm gevoel in mijn hartstreek	Wat fijn om hem weer eens te zien!	Toegenegenheid

Huiswerkformulier les 5		
Dag / datum	Oefeningen □→■	Observaties / commentaar
	□ Adem en geluid □ Adem en gedachten □ □ □ Ademruimte	
	□ Adem en geluid □ Adem en gedachten □ □ □ Ademruimte	
	□ Adem en geluid □ Adem en gedachten □ □ □ Ademruimte	
	□ Adem en geluid □ Adem en gedachten □ □ □ Ademruimte	
	□ Adem en geluid □ Adem en gedachten □ □ □ Ademruimte	
	□ Adem en geluid □ Adem en gedachten □ □ □ Ademruimte	
	□ Adem en geluid □ Adem en gedachten □ □ □ Ademruimte	

Huiswerkformulier les 6

Dag / datum	Oefeningen □⟶■	Observaties / commentaar
	□ Adem en geluid □ Adem en gedachten □ Loopoefening □ Ademruimte op moeilijke momenten	
	□ Adem en geluid □ Adem en gedachten □ Loopoefening □ Ademruimte op moeilijke momenten	
	□ Adem en geluid □ Adem en gedachten □ Loopoefening □ Ademruimte op moeilijke momenten	
	□ Adem en geluid □ Adem en gedachten □ Loopoefening □ Ademruimte op moeilijke momenten	
	□ Adem en geluid □ Adem en gedachten □ Loopoefening □ Ademruimte op moeilijke momenten	
	□ Adem en geluid □ Adem en gedachten □ Loopoefening □ Ademruimte op moeilijke momenten	
	□ Adem en geluid □ Adem en gedachten □ Loopoefening □ Ademruimte op moeilijke momenten	

Huiswerkformulier les 7		
Dag / datum	Noteer zelf welke oefeningen je hebt gedaan	Observaties / commentaar

Huiswerkformulier les 8		
Dag / datum	Noteer zelf welke oefeningen je hebt gedaan	Observaties / commentaar

Dag / datum	Noteer zelf welke oefeningen je hebt gedaan	Observaties / commentaar

Huiswerkformulier les 9

Huiswerkformulier les 10		
Dag / datum	Noteer zelf welke oefeningen je hebt gedaan	Observaties / commentaar

25 Vragen over Mindfulness

25 vragen over mindfulness

In de praktijk blijken mensen zich vaak toch in bepaalde aspecten te vergissen. Zulke kleine vergissingen kunnen soms grote gevolgen hebben. Het is daarom verstandig om ook een goed begrip van de theorie en de onderliggende basisprincipes na te streven. Onderstaande vragen zijn bedoeld om je daarbij te helpen. Kom je er niet uit wat het juiste antwoord zou moeten / kunnen zijn? Dan is dat misschien een mooie aanleiding om opnieuw met nieuwsgierigheid en gedrevenheid op onderzoek uit te gaan.

vraag 1: De oefening "aandacht voor de ademhaling" is een:

a)   ademhalingsoefening
b)   ontspanningsoefening
c)   concentratie-oefening
d)   imaginatie-oefening

vraag 2: Waarom is formeel oefenen zo belangrijk?

a)   omdat je anders vergeet om te oefenen
b)   omdat je je de oefening eigen moet maken
c)   omdat je anders de instructie mogelijk niet goed in de praktijk brengt
d)   de antwoorden a, b en c zijn allemaal goed

vraag 3: De beste tijdstippen om te oefenen zijn:

a)   's ochtends na het opstaan en 's avonds na het eten
b)   's middags na de lunch en 's avonds voor het slapen gaan
c)   's ochtends na het opstaan en aan het eind van de middag voor het eten
d)   's middags na de lunch en vlak voor het slapen gaan

vraag 4: De beste definitie van mindfulness is

a)   bewustzijn van je ademhaling
b)   oplettendheid in het hier-en-nu
c)   open aandacht voor alles om je heen
d)   het gericht schenken van aandacht zonder te oordelen

vraag 5: De routinehandeling die zich er het best voor leent om met aandacht te doen is

a)   de kamer stof zuigen
b)   naar het journaal kijken
c)   boodschappen doen
d)   je mail checken

vraag 6: Als je de bodyscan doet is het de bedoeling dat

a)   je iedere plek in je lichaam kunt visualiseren
b)   je je hele lichaam van top tot teen kunt voelen
c)   je een oprechte poging doet om je lichaam van binnenuit te voelen
d)   je exact in het goede tempo de instructies op de CD volgt

vraag 7: Wat wordt er bedoeld met "de automatische piloot"?

a)   dat je soms niet meer weet wat je aan het doen bent
b)   dat je af en toe wel eens de draad kwijt raakt van wat je doet
c)   dat je niet meer na hoeft te denken bij wat je doet
d)   dat je brein bepaalde taken vanzelf uitvoert zonder dat er aandacht voor nodig is

vraag 8: Stel je valt tijdens de bodyscan steeds in slaap, wat doe je dan?

a)   je zorgt ervoor dat je meer rust en slaap krijgt
b)   je neemt van tevoren een sterke kop koffie
c)   je dwingt jezelf om hoe dan ook wakker te blijven
d)   je doet hem alleen nog maar wanneer je uitgerust bent

vraag 9: Stel, je vergeet steeds om een routinehandeling met aandacht te doen, wat doe je dan?

a)   je hangt een briefje op de koelkast
b)   je vraagt je partner of huisgenoot om je eraan te herinneren
c)   je stelt een herinnering in op je smartphone
d)   alle bovenstaande acties kunnen helpen

vraag 10: Je bent nu al twee weken aan het oefenen en je voelt nog totaal geen verschil. Wat kun je het beste doen?

a)   Het heeft geen zin wat je tot nu toe hebt gedaan, je kunt net zo goed stoppen.
b)   Aan de mensen in je omgeving vragen of ze al verandering bij je waar nemen.
c)   Je geen zorgen maken, gewoon je best blijven doen, uiteindelijk lukt het!
d)   Rustig door gaan met oefenen, het verlangen naar resultaten zo veel mogelijk los laten.

vraag 11: Wanneer mag je de oefening die je hebt gedaan geslaagd noemen?

a)   Wanneer je erin geslaagd bent geen gedachten te hebben.
b)   Wanneer je je best hebt gedaan.
c)   Wanneer je je na afloop ontspannen voelt.
d)   Wanneer je de oefening gedaan hebt.

Vraag 12: Waarom is een goede zithouding van belang?

a)   Omdat je nu eenmaal rechtop hoort te zitten.
b)   Omdat de juiste houding de aandacht bevordert.
c)   Omdat een verkeerde houding gemakzucht bevordert.
d)   Omdat we ons lichaam sowieso niet respecteren.

Vraag 13: Wanneer je in de zijnsmodus komt dan:

a)   ben je je van alles totaal bewust.
b)   heb je geen gedachten meer.
c)   is er een totale ontspanning.
d)   voel je dat je leeft.

Vraag 14: Het doel van de registratie van prettige gebeurtenissen is:

a)   Dat je je prettiger gaat voelen.
b)   Dat je beter leert om te observeren.
c)   Dat je negatieve gevoelens omzet in positieve gevoelens.
d)   Dat je leert om alles positief te labelen.

Vraag 15: Wanneer je tijdens de oefening adem en lichaam ongeduldig wordt omdat je pijn hebt dan:

a)   Ga je gewoon weer rechtop zitten en haalt diep adem.
b)   Stel je jezelf zo goed mogelijk open voor wat je voelt zonder te reageren.
c)   Spreek je jezelf vriendelijk maar ferm toe.
d)   Richt je de aandacht op positieve gedachten om de pijn te vergeten.

vraag 16: Onze neiging om te oordelen over onze ervaring is gebaseerd op:

a)   de behoefte om negatieve ervaringen onder controle te krijgen.
b)   de neiging om positieve ervaringen vast te willen houden.
c)   vermijding van pijnlijke of ongewenste ervaringen.
d)   alle bovenstaande antwoorden zijn goed.

Vraag 17: Wat wordt er bedoeld met de controleparadox?

a)   Dat je alle negatieve ervaringen toe moet laten.
b)   Dat verzet tegen bepaalde ervaringen averechts kan werken.
c)   Dat de behoefte aan vermijding van negatieve ervaringen onvermijdelijk is.
d)   Dat de oplossing van een probleem soms weer een probleem op zich kan zijn.

Vraag 18: Het actieve aspect van actieve acceptatie verwijst naar...

a)   het feit dat gewone acceptatie niet werkt.
b)   het onderscheid met passieve acceptatie.
c)   de noodzaak om niet slechts te accepteren maar ook iets te doen.
d)   de aanwezigheid van een aandachtige houding.

Vraag 19: Bij de oefening "Ademhaling en geluid" ...

a)   luisteren we naar zoveel mogelijk geluiden om ons heen.
b)   proberen we alle commentaar uit te schakelen.
c)   is het luisteren altijd een vorm van actieve aandacht.
d)   observeren we hoe geluiden allerlei innerlijke reacties teweeg kunnen brengen.

Vraag 20: De toepassing van de "3 minuten-oefening" is zo belangrijk omdat...

a)   deze ons de kans biedt om gedurende de dag weer bij onszelf te komen
b)   deze oefening het midden houdt tussen formeel en informeel oefenen.
c)   we hiermee het vermogen tot actieve acceptatie bevorderen.
d)   we hiermee de "aandachtsspier" versterken.

Vraag 21: Wat kun je het beste doen wanneer je 's nachts ligt te piekeren?

a)   Spreek jezelf ferm toe: dit heeft geen zin!
b)   Ga net zolang door totdat je de oplossing voor het probleem hebt gevonden.
c)   Richt de aandacht op de ademhaling en zie het niet als een probleem.
d)   Ga uit bed en neem een slaappil.

Vraag 22: Wat wordt bedoeld met gelijkmoedigheid?

a)   De overtuiging dat het er niet toe doet hoe dingen lopen.
b)   Het opgeven van verzet tegen negatieve gedachten.
c)   Een houding van neutrale, niet veroordelende aandacht.
d)   Een hogere staat van Zijn die vanzelf ontstaat wanneer je veel oefent.

Vraag 23: Wanneer je de oefening met het observeren van gedachten doet, dan...

a)   probeer je de fixatie op de inhoud van gedachten zoveel mogelijk los te laten.
b)   beschouw je gedachten als vervelende maar onvermijdelijke bijverschijnselen.
c)   zie je het denkproces als een vorm van energie.
d)   zorg je ervoor dat negatieve gedachten geen vat op je krijgen.

Vraag 24: Wanneer automatische negatieve gedachten de overhand krijgen dan...

a)   moet je je afvragen of je depressief aan het worden bent.
b)   zet je er zoveel mogelijk positieve gedachten tegenover.
c)   kun je meer tijd nemen om formeel te oefenen.
d)   neem je een houding aan van actieve acceptatie en gelijkmoedigheid.

Vraag 25: Je merkt dat je al weken lang niet genoeg tijd hebt om formeel te oefenen. Wat kun je het beste doen?

a)   Zie het maar onder ogen: dit lukt je toch niet, stop er maar mee.
b)   Misschien kun je de cursus beter op een ander tijdstip in de toekomst volgen.
c)   Gewoon opnieuw beginnen, iedere oprechte poging om te oefenen telt.
d)   Geef jezelf een schop onder de kont!

Meindert Gijzen is klinisch psycholoog en psychotherapeut. Hij is sinds meer dan 30 jaar werkzaam in de geestelijke gezondheidszorg en heeft ruime ervaring in het geven van trainingen en workshops op o.a. het gebied van mindfulness. Hij heeft momenteel een eigen praktijk. Meer informatie is te vinden op

www.mindessence.nl

www.ingramcontent.com/pod-product-compliance
Lightning Source LLC
Chambersburg PA
CBHW081405280526
45788CB00009B/2992

* 9 781291 756128 *